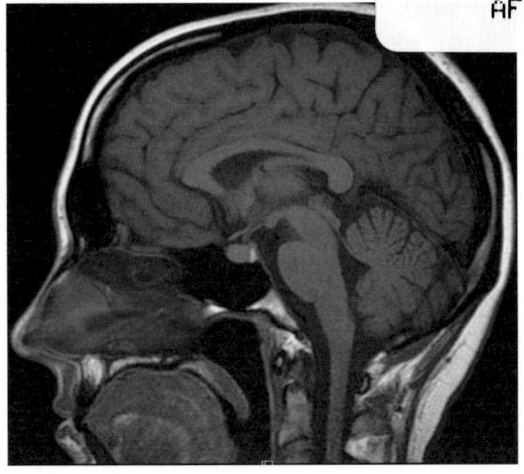

Unser Zentrales Nervensystem (ZNS)

Eine kurze Einführung

Extra-leicht

ZNS 7.0

von Gerhard Walter

Impressum:

Herstellung und Verlag:
Books on Demand GmbH, Norderstedt
ISBN 978-3-8482-0642-1

© Dr. med. Gerhard Walter **2012**
Alle Rechte liegen beim Autor
Umschlaggestaltung: Dr. med. G. Walter
e-mail-contact: dr.g.walter@t-online.de

internet: http://www.nervensystem.org

Dieses Buch ist meinen
Allerliebsten
gewidmet:
meiner Frau Jutta
und
meiner Tochter Sarah Catalina
Alexandra

0. Vorwort:

Information ist alles.

Man mag zu diesem Satz stehen, wie man will. Niemand wird jedoch anzweifeln, dass insbesondere im angebrochenen Informationszeitalter, in dem sich die Industriegesellschaft in eine Informationsgesellschaft wandelt, eben diese Information extrem wichtig ist und immer wichtiger wird. Entsprechend macht es für uns alle Sinn, sich mit der Art und Weise, wie Information entsteht, wie Information vom Menschen aufgenommen und verarbeitet wird und insbesondere auch wie Information weitergegeben wird, zu beschäftigen. Außerhalb unseres Körpers sind wir alle von sogenannten Inforamtionshighways umgeben: Internet, Handy, Fernseher, Telefon u.a. (um nur einige zu nennen). Wir alle haben ein maximales Interesse zu verstehen, wie diese Informationswege funktionieren (sonst hätten Sie wohl auch nicht in dieses Buch hineingeschaut). Und das Allerwichtigste: die Beschäftigung mit diesen Informationswegen und der Informationsverarbeitung ist extrem spannend. Aber außer diesen technischen Rahmenbedingungen für Information vergessen wir nur allzu leicht, dass uns unser Körper selbst ein hochkomplexes und unglaublich effizientes Informationssystem zur Verfügung stellt: das Nervensystem. Doch unser Wissen über das eigene persönliche Nervensystem in unserem Körper ist doch, Hand aufs Herz, in der Regel eher spärlich. Mitverantwortlich hierfür ist sicherlich auch die Medizin: diese bietet eine Unzahl von teilweise hochinteressanten Büchern über diesen Themenkomplex an. Aber: wenn Sie nicht gerade Mediziner von Beruf sind oder einen artverwandten Beruf ausüben: gruselt es Sie nicht bereits

4

bei dem Gedanken an ein solches Buch? Sie denken gleich an die vielen Fremdwörter (die Sie ja dann auch noch nachschlagen müssten!), die vielen medizinischen Fachbegriffe, die schwierigen medizinischen Formulierungen. Und Sie wissen auch genau: auch das Ausweichen auf ein Buch für eine sogenannte „Einführung" ist nicht wirklich eine Alternative, da auch diese Bücher in der Regel zu schwierig geschrieben sind und auch zu viele Fremdwörter und Fachwörter beinhalten. Die Folge davon ist, dass man diese Bücher zur Seite legt und das Thema Thema sein lässt.

Aber: das Thema ist hochinteressant. Es fesselt unausweichlich. Schließlich geht es um unser Gehirn, unser Nervensystem, unsere Informationsverarbeitung. Die Information kommt an unseren Körper heran und unser Organismus muss die Informationen aufnehmen und weiterverarbeiten. Und das Thema „Information" wird von Tag zu Tag wichtiger. Also: genügend Motivation, um sich mit dem Thema zu befassen, haben Sie sicherlich. Die notwendige Zeit sind Sie auch bereit zu investieren. Sie brauchen also nur noch ein Buch, das Sie an dieses Thema heranführt, so dass Sie keine unüberwindliche Mühe haben, sich einzuarbeiten. Genau das will dieses Buch leisten. Es will dem Interessierten, dem ambitionierten Laien, aber auch all denen, die im Gesundheitssystem arbeiten (Krankenschwestern, Pflegern, Physiotherapeuten, Heilpraktiker, Medizinstudenten und solchen, die es werden wollen u.v.a.), den Einstieg in diesen hochinteressanten Wissensbereich ermöglichen. Deshalb sind medizinische Voraussetzungen oder Expertenwissen nicht vonnöten, um dieses Buch zu lesen. Wichtig ist aber der Wille, sich mit der Materie zu beschäftigen. Dazu gehört auch die Einsicht, dass es ohne ein gewisses Spezialvokabular nicht geht. Keine Angst: Sie schaffen das! Dieses Vokabular wird aber Wort für Wort erklärt. Grundkenntnisse in Latein, Englisch oder Griechisch sind hilfreich, aber keine Voraussetzung. Aus diesem Grunde werden auch alle Worte am Schluss des Buches in einem speziellen Wörterverzeichnis noch einmal aufgeführt. Sie brauchen kein extra Wörterbuch. Sie sind interessiert. Sie schaffen das.

Wenn nicht Sie, wer dann ?

Wenn nicht jetzt, wann dann ?

Am Ende des Buches (nach sorgfältigem Durcharbeiten) sollten Sie einen knappen Überblick über das Thema gewonnen haben, der natürlich bei dem Umfang des Themas insgesamt in keinster Weise erschöpfend sein kann. Sie sollten sich auch nicht scheuen, einzelne Sätze oder Abschnitte mehrfach zu lesen (auch Wiederholung = Redundanz ist ein bewährtes Hilfsmittel, um unserem Nervensystem zu helfen, bestimmte Sachinhalte zu erlernen). Warum denn nicht ? Anspruch auf Vollständigkeit wird nicht erhoben (das ist auch gar nicht möglich). Aber Sie sollten in der Lage sein mitzureden. Und Ihre Mühe wird sich lohnen. Die „Hirnforschung" ist ein Wissenszweig, der zurzeit explodiert. Und ein Ende dieser Wissenserweiterung ist nicht in Sicht. Sie sollten dabei keinesfalls den Anschluss verlieren. Dieses Buch wird Ihnen behilflich sein, den Anschluss zu gewinnen. Und vor allen Dingen, da bin ich ganz sicher: Ihr Wissensdrang wird entfacht werden und Sie werden es nicht bereuen. Denn wenn Sie einmal dafür sensibilisiert sind, wird Ihnen die „Hirnforschung" beinahe tagtäglich begegnen. Und Sie werden bei der Mehrung Ihres Wissens eine Menge Spaß und Freude empfinden. Und letztlich ist das mein Ziel: dass Sie neben dem Vergnügen an der Ausweitung Ihres

Wissens die Freude am Lernen gewinnen und vergrößern. Sie werden es sehen: der Erwerb des notwendigen Rüstzeugs ist leichter möglich, als Sie dachten („geht nicht, gibt's nicht").

Also: „carpe diem" (nutze den Tag!).

Information ist alles.

Alles ist Information.

Ich wünsche Ihnen eine spannende Lektüre.

Gerhard Walter, im Mai 2012

0.2. Danksagung

Mein besonderer Dank gilt Frau Hannelore Scharing (†), die als Ausbilderin für Rhythums-Atem-Bewegung bereits vor Jahren die entscheidende Anregung gab, ein möglichst kurzes, möglichst leicht verständliches und einprägsames Büchelchen zu schreiben, das den in Ausbildung Befindlichen die Grundlagen des Zentralen Nervensystems nahebringen kann. Dies ist sicherlich eine Herausforderung, da die medizinischen Sachverhalte oft nur in Medizinsprache exakt vermittelt werden können. Deshalb ist die Beschäftigung mit der Medizinsprache und den in ihr enthaltenen Fremdwörtern wichtig, um als Anfänger dennoch das nötige Rüstzeug zu erwerben, um in der Materie zurechtzukommen. Ich hoffe, dass dieses Büchelchen dieser Zielsetzung gerecht wird. Der Leitgedanke war stets, dass jeder, der sich für die Inhalte wirklich interessiert, auch in der Lage ist, hier erfolgreich mitzuarbeiten.

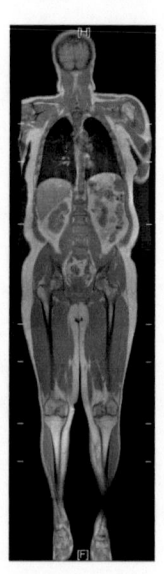

Abb. 1: Der gesamte Körper des Menschen kann mittels

MRT

dargestellt werden (whole body imaging)

1. Unser Nervensystem (NS)

1.1. Einteilung (Klassifikation):

Die Einteilung des Nervensystems (Abkürzung: NS) (nervus = Sehne, Saite) kann auf zweierlei Arten erfolgen.

Die erste Einteilung des Nervensystems unterscheidet ganz grob nach der Form bzw. den anatomischen (anatemnein = aufschneiden) Gegebenheiten in ein sogenanntes Zentrales Nervensystem (Abkürzung: ZNS) und ein sogenanntes Peripheres Nervensystem (Abkürzung: PNS; peripher = in den äußeren Zonen des Körpers liegend).

NS (Form) = ZNS + PNS

Die zweite Einteilung des Nervensystems unterscheidet auf der Grundlage der Funktion (functio = Verrichtung) der einzelnen anatomischen Strukturen in ein sogenanntes Animalisches Nervensystem (Abkürzung: ANS) und ein sogenanntes Vegetatives Nervensystem (Abkürzung: VNS).

NS (Funktion) = ANS + VNS

Unter Verwendung der obengenannten Wortzusammensetzungen und ihrer Abkürzungen (Akronyme = Kunstwörter, die aus den Anfangsbuchstaben mehrerer Wörter zusammengesetzt wurden) kann man also die Einteilung des Nervensystems wie folgt etwas schematisieren:

Einteilung des Nervensystems nach der Form:

1. **ZNS**   (= Zentrales Nervensystem)
2. **PNS**   (= Peripheres Nervensystem)

Einteilung des Nervensystems nach der Funktion:

1. **ANS**   (= Animalisches Nervensystem)
2. **VNS**   (= Vegetatives Nervensystem)

1.2. Einteilung des Nervensystems nach der Form (Morphologie):

Die Morphologie bezeichnet die Wissenschaft von der Gestalt und dem Bau des Menschen (morphos = Gestalt, Form). Die Einteilung des Nervensystems nach der Form oder Morphologie unterscheidet, wie oben aufgeführt, ein Zentrales Nervensystem von einem Peripheren Nervensystem.

Das Zentrale Nervensystem (ZNS) besteht aus den folgenden großen anatomischen Strukturen:

1. Gehirn

2. Rückenmark

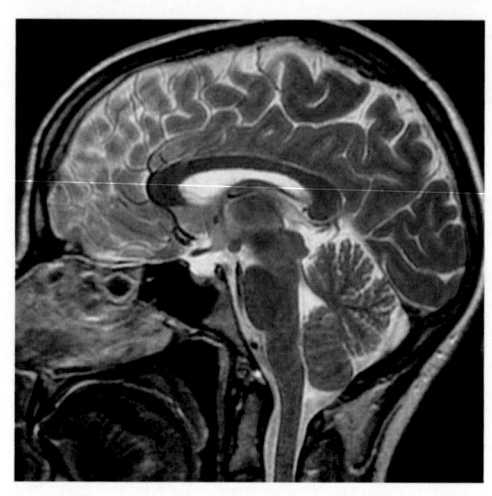

Abb. 2:

Sie sehen eine kernspintomographische Aufnahme des menschlichen Gehirns einschließlich der oberen Anteile des Halsmarkes, also des oberen Rückenmarkes (bis zum 2. Halswirbelkörper einschließlich).

Es handelt sich um einen sogenannten „Medianschnitt" (einer Kernspintomographie-Untersuchung: siehe die nächste Seite) durch das menschliche Gehirn. Dies bedeutet, dass der mittlere Schnitt (von der Nasenspitze bis zum Hinterkopf) aus einer Bilderserie gewählt wurde. Die Bilderserie wurde in „sagittaler" (sagitta = Pfeil) Schichtführung, also in „Pfeilrichtung" (von der Nase bis zum Hinterkopf), angefertigt.

16

Wichtiger Einschub:

Die zurzeit beste Methode, mit der man die anatomischen Strukturen des Körpers und insbesondere die anatomischen Strukturen des Zentralnervensystems (ZNS) darstellen kann, ist die sogenannte „Kernspintomographie". Da dieser Begriff in diesem Zusammenhang sehr wichtig ist und Ihnen auch immer wieder begegnen wird, soll er hier kurz erläutert werden, auch wenn dieser Begriff sich etwas schwer bzw. schwerfällig anhört.

Zunächst einmal ganz einfach ein Wort zum Prinzip dieser Methode: der zu untersuchende Mensch wird (auf einem beweglichen Tisch) in ein Magnetfeld gelegt. Nun ist es möglich durch entsprechende Einflussnahmen auf dieses Magnetfeld jedem Punkt im Körper des zu untersuchenden Menschen einen ganz bestimmten Zahlenwert, mit dem ein Computer rechnen kann, zuzuordnen. Der Computer errechnet dann aus allen diesen einzelnen Zahlenwerten (es handelt sich natürlich um extrem viele Werte) anatomische Bilderserien (sogenannte Schnittbilder, weil in allen Raumrichtungen „virtuell" durch den Menschen hindurchgeschnitten werden kann), die ein Experte beurteilen und befunden kann.

Dem Begriff „Kernspintomographie" werden auch viele gleichbedeutende Worte und auch entsprechende Wortkürzel zugeordnet (sogenannte „Synonyme" = Worte mit derselben Bedeutung; sogenannte „Akronyme" = Wortkürzel aus den jeweiligen Anfangsbuchstaben der Worte). Die wichtigsten seien hier genannt:

Synonyme (und/oder Akronyme):

- Nuclear Magnetic Resonance (NMR)
- Magnetische Resonanz-Tomographie (MRT)
- MR-Tomographie
- MRT (oder einfach nur MR)

Die Abbildung 2 (Abb. 2) zeigt wie in der Bilderlegende zu lesen, einen sogenannten „virtuellen" Medianschnitt durch das menschliche Gehirn. „Virtuell" bedeutet, dass natürlich nicht wirklich geschnitten wird, sondern dass es ein Bild ist, das ohne jede Verletzung des Patienten von außen erstellt wurde. Der „Medianschnitt" ist der mittlere Schnitt der Bilderserie, die als sog. sagittale Bilderserie erstellt wurde (sagittal meint, dass die „Schnittführung" von links nach rechts bzw. von rechts nach links erfolgte; man hat also den Eindruck, dass man das Innere des Gehirns im Profil sieht: Profilansicht).

Die drei wichtigsten Raumebenen, in der die Kernspintomographie untersucht (Standardebenen), sind:

1. Axialebene: also Schnittbilder, die vom Scheitel bis zur Sohle angefertigt werden können.

2. Sagittalebene: also Schnittbilder, die von links nach rechts durch den Körper (oder von rechts nach links, je nachdem, wie man es sagen möchte) angefertigt werden können (Profilansicht).

3. Coronarbilder: also Schnittbilder, die von vorne nach hinten durch den menschlichen Körper angefertigt werden können (Aufsicht).

Die Begriffe „axial", „sagittal" und „coronar" werden im Zusammenhang mit Schnittbildern immer wieder verwendet und sollten klar sein, damit man die Bilder besser bzw. richtig interpretieren kann (siehe hierzu auch das Glossar).

Das Periphere Nervensystem (PNS) besteht aus den folgenden anatomischen Strukturen:

Gehirnnerven   (12 Paare)

Spinalnerven   (31 Paare)

Zu berücksichtigen ist, dass die Gehirnnerven gemäß der Einteilung nach der Form nicht dem Zentralen Nervensystem (ZNS), sondern dem Peripheren Nervensystem (PNS) zugeordnet werden (!). Diese Einteilung ist natürlich willkürlich. Dennoch ist diese Einteilung üblich.

19

Die Spinalnerven (spina = Rückgrat) sind Nerven, die letztlich bei anatomischer Betrachtung bis zum Rückenmark, aus dem sie hervorgehen, zurückverfolgt werden können. Spinalnerven könnte man somit auch als Rückenmarksnerven bezeichnen oder als Nerven, die aus dem Rückenmark kommen: daher ihr Name "Spinalnerven". Diese bilden dann die sogenannten „peripheren Nerven" des Nervensystems, also die Nerven, die z. B. zu den Armen und Beinen (den sog. Extremitäten) ziehen und diese auch mit Nervenimpulsen versorgen. Das periphere Nervensystem ist aber nicht Thema dieser Einführung.

1.3.   Einteilung des Nervensystems nach der Funktion

Die Einteilung des Nervensystems nach der Funktion unterscheidet nach den Erfolgsorganen, welche die entsprechenden Nervenimpulse erhalten, und insbesondere nach ihrer Aufgabe für den Organismus (organum = Werkzeug; Musikinstrument).

Das Nervensystem wird nach der Funktion unterschieden in:

• ein sogenanntes **Animalisches Nervensystem (ANS)**

und

• ein sogenanntes **Vegetatives Nervensystem   (VNS)**

Das Animalische (animal = Tier) Nervensystem regelt die Anpassung des Individuums (individuus = unteilbar) an die Umwelt. Das heißt, dass das Animalische Nervensystem insbesondere für Bewegungen des Individuums im Raum (z.B. Flucht vor Gefahr) verantwortlich ist. Das Animalische Nervensystem wirkt entsprechend in erster Linie auf die Muskulatur des Skeletts (skeleton = Gerippe), also die Skelettmuskulatur des Individuums. Die Skelettmuskulatur ist der Anteil der Muskulatur eines Individuums, der vor allem für die Bewegung des Individuums im Raum zuständig ist.

Die Skelettmuskulatur wird auch **quergestreifte** Muskulatur genannt.

Die Wirkung des Animalischen Systems auf die quergestreifte Muskulatur wird über Nervenleitungen vermittelt. Man kann sich diesen zunächst etwas abstrakt erscheinenden Begriff der „Nervenleitungen" durchaus als „Stromleitungen" vorstellen, über die der „Strom" fließt, um die jeweilig „angeschlossenen" Körperteile (z. B. Arme, Beine usw.) mit „Strom" bzw. „Energie" (in diesem Fall: Elektrizität) zu versorgen, so dass diese vom Körper gebraucht bzw. eingesetzt werden können.

Man sagt daher auch vereinfachend: Das Animalische Nervensystem **innerviert** (innervieren = mit Nervenimpulsen, also mit „Strom" versorgen) die quergestreifte Muskulatur.

Das Vegetative (vegetare = „wie eine Pflanze dahinleben") Nervensystem reguliert im Gegensatz zum Animalischen Nervensystem die Vorgänge im Organismus des Individuums.

Der Begriff „**vegetativ**" betont, dass die Nervenimpulse, die im Bereich des Vegetativen Nervensystems zur Informationsübertragung erfolgen, dem Willen des Menschen nicht unterliegen (medizinische Bedeutung). Das Vegetative Nervensystem innerviert bzw. versorgt alle übrigen Organe (außer der Skelettmuskulatur, die ja dem Willen direkt unterworfen ist) mit Nervenreizen. Man kann auch sagen:

Das Vegetative Nervensystem innerviert die übrigen Organe:

* glatte Muskulatur,
* Herzmuskulatur,
* Drüsen u.a.

Wichtig ist also folgendes:

Das ANS innerviert die **Skelettmuskulatur** (die dem menschlichen Willen unterworfen ist).

Das VNS innerviert alle **Organe** (die dem menschlichen Willen nicht unterworfen sind).

Die Unterscheidung in quergestreifte Muskulatur und glatte Muskulatur kommt aus der Histologie (= Gewebelehre, die den Aufbau und die speziellen Funktionen menschlicher Gewebe erforscht). Das heißt, dass diese Unterscheidung letztlich auf Gewebeproben beruht, die von diesen Muskulaturarten unter dem Mikroskop betrachtet werden können.

Da das Vegetative Nervensystem für praktisch alle Organe außer der Skelettmuskulatur zuständig ist, ist auch zu erwarten, dass das Vegetative Nervensystem sehr kompliziert aufgebaut ist. Zur besseren Unterscheidung und um eine leichtere Zuordnung zu ermöglichen, wird das Vegetative Nervensystem nach der Funktion in weitere Unterkategorien oder Unterklassen unterteilt.

Das Vegetative Nervensystem besteht aus 3 verschiedenen „Nervensystemen":

1. **Sympathisches**   **Nervensystem**

2. **Parasympathisches**   **Nervensystem**

3. **Intramurales**   **Nervensystem**

Der Unterschied zwischen dem Animalischen Nervensystem
(ANS) und dem vegetativen Nervensystem (VNS) liegt im
Endorgan.

(wir erinnern uns):

- das ANS innerviert die quergestreifte Muskulatur

  (Skelettmuskulatur: dem Willen unterworfen)

- das VNS innerviert die übrigen Organe

  (z.B. glatte Muskulatur, Herzmuskulatur, Drüsen, u.a.:

  dem Willen nicht unterworfen)

Vereinfachend darf man sagen:

**Das ANS regelt die Anpassung des Individuums an die
Umwelt.**

**Das VNS regelt die Vorgänge im Organismus des
Individuums.**

2. Aufbau und Aufgabe des Nervensystems:

Das Nervensystem (NS) unseres Körpers enthält die folgenden 4 Bauelemente:

- Nervenzellen
- Gliazellen   (glia = Leim)
- Blutgefäße
- Bindegewebe

Die Gesamtzahl der Nervenzellen des menschlichen Gehirns wird auf ca. **10 ^{12}** Zellen geschätzt

(**10 ^{12}** Zellen = 1 Billion Zellen = 1 000 000 000 000 Zellen). Es handelt sich um eine 1 mit 12 Nullen.

Die Aufgabe des Nervensystems beinhaltet die **Re - aktion** auf äußere Einflüsse. Rein funktionell gesehen ist das Nervensystem ein

REIZ – REAKTIONS - SYSTEM.

Dieses Reiz-Reaktions-System ist aus folgenden 5 Grundelementen bzw. Stationen aufgebaut:

1. Rezeptor   (recipere = empfangen)
2. Afferenz   (afferre = herbeibringen)
3. Zentrale Verarbeitung   (im Gehirn)
4. Efferenz   (efferre = wegbringen)
5. Erfolgsorgan

Eine Nervenzelle mit allen ihren Fortsätzen wird auch als **Neuron** bezeichnet.

Das Neuron ist die kleinste Funktionseinheit des Nervensystems.

Ein Neuron besteht aus 3 Teilen:

1. **Zellkörper**   (= Soma, Perikaryon)
2. **Dendriten**   (= verzweigte Ausläufer des Zellkörpers)
3. **Achsenzylinder**   (= Neurit, Axon)

Ein **Rezeptor** (recipere = aufnehmen) ist eine spezialisierte Nervenzelle (Sinneszelle), die für die Aufnahme von Reizen zuständig ist.

Ein Rezeptor hat insgesamt 2 Aufgaben:

1. Reiz – Aufnahme

2. Umwandlung (= Transformation) dieser aufgenommenen Reize in eine <u>elektrische</u> Erregung.

Es gibt eine Vielzahl sehr unterschiedlicher Rezeptoren. Allen Rezeptoren gemeinsam ist, dass sie Reize aufnehmen.

Reize sind letztlich Informationen!

Das heißt also, dass allen Rezeptoren gemeinsam ist, dass sie Informationen aufnehmen!

Eine uns allen bekannte Information ist zum Beispiel die Information „Schmerz". Deshalb heißen die Rezeptoren, die sich auf die Aufnahme von Schmerzinformationen spezialisiert haben auch „Schmerzrezeptoren" oder mit dem medizinischen Fachausdruck „Nozizeptoren" (eine Zusammenziehung aus den beiden Worten nocere = schmerzen und Rezeptor).

Der Weg, den die Schmerzinformation im Nervensystem nimmt, ist ein gutes Beispiel, um die Funktionsweise des Nervensystems zu veranschaulichen.

Die Information „Schmerz" nimmt im einzelnen folgenden Weg im Nervensystem:

- Ein Schmerzreiz erregt einen Schmerzrezeptor des Körpers (z. B.: Hand auf heißer Herdplatte). Schritt 1.

- Der dortige Schmerzrezeptor wandelt den aufgenommenen Schmerzreiz in eine elektrische Erregung (also elektrische Information) um. Schritt 2.

- Die elektrische Erregung wird über einen afferenten (= zuführenden) Nerven ins ZNS weitergeleitet. Schritt 3.

- Die Information, die in der elektrischen Erregung enthalten ist, wird im ZNS zentral verarbeitet. Schritt 4.

- Die zentral verarbeitete elektrische Erregung (Information) wird als Antwort über einen efferenten (= vom ZNS wegführenden) Nerven zum Erfolgsorgan (z. B. Hand bzw. Nerven der Hand) weitergeleitet. Schritt 5.

- Das Erfolgsorgan führt den durch die elektrische Information übermittelten „Befehl" aus (z. B. „Ziehe die Hand von der heißen Herdplatte weg!"). Schritt 6.

Das Bauelement der afferenten und efferenten Nervenleitungsbahnen ist der **Achsenzylinder** (Synonyme: Neurit, Axon).

Der Achsenzylinder ist eine Ausstülpung des Nervenzellkörpers.

Dieser Fortsatz des Nervenzellkörpers hat die Aufgabe, die elektrischen Nervenimpulse vom Zellkörper weg zu transportieren und auf andere Nervenzellen zu übertragen.

Dieser Achsenzylinder wird von 2 Hüllen umgeben:

1. von einer inneren Hülle, die auch **Myelinscheide** oder Markscheide genannt wird.

Myelin (myelos = Mark) ist eine Substanz, die zu ca. 70% aus Fetten (Lipiden) und zu ca. 30% aus Eiweißen (Proteinen) besteht.

2. von einer äußeren Hülle, der sogenannten **Schwann'schen Scheide**.

Diese Schwann'sche Scheide ist benannt nach Herrn Dr. Theodor Schwann, einem Anatom aus Lüttich (1810 – 1882). Die Schwann'sche Scheide besteht aus Gliafasern (glia = Leim). Gliazellen haben vor allem die Aufgabe, Isolations – und Pufferfunktionen wahrzunehmen. Ihre Aufgabe ist nicht wie bei Nervenzellen die beschriebene Informationsübertragung.

Man unterscheidet 2 Formen der Erregungsleitung:

• die **kontinuierliche** Erregungsleitung und

• die **saltatorische** Erregungsleitung (saltare = springen).

Die kontinuierlich leitenden Nerven besitzen keine Myelinscheide. Kontinuierlich (also ohne Unterbrechung) leitende Nerven ohne Myelinscheide heißen auch marklose Nerven.

Die saltatorisch leitenden Nerven besitzen eine Myelinscheide (mit sog. Ranvier'schen Schnürringen). Saltatorisch leitende Nerven mit Myelinscheiden heißen auch markhaltige Nerven.

Ranvier'sche Schnürringe sind Einkerbungen in regelmäßigen Abständen (etwa alle 0,25 mm) in der Markscheide. Benannt sind die Schnürringe nach Herrn Dr. Louis - A. Ranvier, einem Histologen aus Paris (1835 – 1922).

Die saltatorische Erregungsleitung (bis ca. 120 Meter pro Sekunde = 432 km/h) ist deutlich **schneller** (60-mal schneller) als die kontinuierliche Erregungsleitung (etwa 2 Meter pro Sekunde) (entsprechend 7,2 km/h).

Die angesprochene Erregungsleitung ist eine <u>elektrische</u> Erregungsleitung.

Das Nervenzellinnere ist bei der elektrischen Erregungsleitung elektrisch <u>negativ</u> gegen das Nervenzelläußere. Bei der ruhenden Nervenzelle beträgt dieser „elektrische Unterschied von Nervenzellinnerem zu Nervenzelläußerem" (das sogenannte Ruhepotential bzw. Ruhemembranpotential) – 60 bis – 80 Millivolt; das heißt:

das Nervenzellinnere ist um **60 – 80 Millivolt** <u>negativ</u> gegen die Außenzellflüssigkeit!

Maßgebend für dieses Ruhepotential sind die <u>Kaliumionen</u>.

Die Kaliumionen sind im Innern der Nervenzelle **40 - bis 50 - mal** konzentrierter als im Extrazellulärraum.

Die Natriumionen sind im Extrazellulärraum **3 - bis 10 - mal** höher konzentriert.

Die nicht erregte Nervenzellmembran ist für Natriumionen fast undurchlässig. Bei Erregung der Nervenzellmembran kommt es zur Depolarisation und damit zum Natriumionen-Einstrom. Hierdurch wird eine vorübergehende Umladung der Nervenzellmembran (während des sogenannten „Aktionspotentials") erreicht

(das heißt: das Nervenzellinnere wird gegenüber dem Nervenzelläußeren kurzfristig elektrisch <u>positiv</u>).

Das **Aktionspotential** beträgt bei der Nervenzelle etwa + 20 Millivolt bis + 60 Millivolt.

3. Funktionsweise des Nervensystems

3.1. Erregungsübertragung von Nerv zu Nerv

Die Erregungsübertragung von Nerv zu Nerv erfolgt nacheinander **zuerst elektrisch** und **dann chemisch**, also:

<u>elektrochemisch.</u>

Dies hat zur Folge, dass es <u>nur eine</u> Übertragungsrichtung gibt!

Die Verbindungsstelle zwischen zwei Neuronen (also zwei kleinsten Funktionseinheiten heißt **SYNAPSE** (gr. synhapsis = verknüpfen).

Kommt eine Erregung über den ersten Nerven an, dann werden aus den synaptischen Bläschen dieses Nerven (in die Synapse) chemische Substanzen freigesetzt. Diese wandern durch den synaptischen Spalt und geben die Erregung somit chemisch an den zweiten Nerven weiter.

Die Kontaktstelle zwischen einem motorischen Nerven und einem Muskel (also in der Körperperipherie: z. B. im Bereich der Arme oder Beine) heißt **motorische Endplatte**.

Die motorische Endplatte verzweigt sich in viele Fasern (z. B. in der Muskulatur) und bildet dadurch eine Riesenkontaktstelle. So genügt schon ein einziger Reiz, um eine komplette Muskelkontraktion auszulösen!

Für eine zentrale Synapse (also eine Synapse im ZNS) trifft dies alles nicht zu. Eine Übertragung einer Erregung im ZNS erfolgt nur dann, wenn mehrere Synapsen gleichzeitig erregt werden.

Die Funktionen einer Synapse sind:

1. **Erregungsübertragung**

2. **Erregungshemmung**   (hemmende Synapse)

3. **Erregungsförderung**   (fördernde Synapse)

4. **Integration von Erregungen**

4. Gliazellen

„Glia" bedeutet wörtlich „Leim". Gliazellen haben folgende Funktionen im ZNS:

1. **Ernährung und Stoffwechsel**
2. **Isolierung der Nervenzelle nach außen**
3. **Stützung**
4. **Aufbau der Blut – Liquor – Schranke**

Die Glia oder Neuroglia ist ein Bauelement der grauen Substanz (neben den Nervenzellen und den marklosen Nervenfasern). Gliazellen können sich teilen. Gliastrukturen sind Teil der sogenannten Blut – Liquor – Schranke.

Die Blut – Liquor – Schranke im Gehirn ist wichtig, weil diese Schranke verhindert, dass Substanzen, die sich im Blut befinden und für die Gehirnsubstanz giftig sind, diese Gehirnsubstanz schädigen.

Mit **Liquor** wird die Flüssigkeit bezeichnet, die sich in den 4 Hirnventrikeln und dem Subarachnoidalraum (siehe dort) befindet (gemeint ist die Gehirn – Rückenmark – Flüssigkeit).

5. Definitionen: Kern, Ganglion, Zentrum

KERN:

Ein Kern ist eine Ansammlung von Nervenzellen im ZNS [Zentrales Nervensystem].

GANGLION:

Ein Ganglion ist eine Ansammlung von Nervenzellen im PNS [Peripheres Nervensystem].

ZENTRUM:

Ein Zentrum besteht aus mehreren Kernen im ZNS, die funktionell zusammengehören, anatomisch aber getrennt sein können.

6. Gehirn

In der dritten Woche der menschlichen Entwicklung gleicht die Anlage des ZNS einem schlauchförmigen Gebilde, dessen beide Enden verschlossen sind. Am oberen Schlauchende bilden sich **drei** Bläschen aus:

1. das Vorderhirnbläschen   (= Großhirn + Zwischenhirn)
2. das Mittelhirnbläschen   (= Mittelhirn)
3. das Hinterhirnbläschen   (= Rautenhirn)

Das Gehirn des erwachsenen Menschen besteht aus den folgenden 4 Teilen:

1. **Großhirn**   (+ 2 Seitenventrikel)
2. **Zwischenhirn**   (+ 3. Ventrikel)
3. **Mittelhirn**   (+ Aquädukt)
4. **Rautenhirn**   (+ 4. Ventrikel)

6.1. Großhirn

Das Großhirn (Synonyme: Telencephalon, Cerebrum, Endhirn) lässt sich unterteilen in

1. die **Großhirnrinde** (= Cortex)
2. das **Großhirnmark** (= Medulla)

Das Großhirn ist anatomisch und funktionell der größte und bedeutendste Teil des Gehirns. Mächtige Leistungen des Großhirns sind zum Beispiel:

*   Gedächtnis,
*   Phantasie,
*   abstraktes Denken,
*   Erkennen,
*   Sprechen,
*   Lesen,
*   Schreiben, u.a.

Die Großhirnrinde macht etwa 80 % des ganzen Gehirngewichtes aus.

Die Großhirnrinde wird durch eine Bindegewebsplatte (= **Falx cerebri**) in 2 Hälften geteilt:

1. die <u>rechte</u> **Großhirnhemisphäre** (Hemisphäre = Halbkugel)

und

2. die <u>linke</u> **Großhirnhemisphäre**

Um eine möglichst große Organoberfläche zu erhalten, liegt die Hirnrinde nicht glatt der Markschicht auf, sondern ist in viele Falten gelegt. So entstehen die „**Gyri**" (Mehrzahlform von gyrus = Windung) und die „**Sulci**" (Mehrzahlform von sulcus = Furche).

Innerhalb des Cortex (der Großhirnrinde) existiert eine <u>strenge</u> Aufgabenteilung: jeder einzelne Muskel ist einem ganz bestimmten Hirnrindengebiet zugeteilt. Diese Hirnrindengebiete (bzw. z. B. repräsentierenden Muskelfunktionsareale) <u>projizieren</u> sich auf die Großhirnrinde: sie heißen **PROJEKTIONSFELDER**.

Der sogenannte „Homunculus" (homunculus = Menschlein) ist somit die Landkarte dieser Projektionsfelder.

1. Von den <u>motorischen</u> Projektionsfeldern des Cortex (Großhirnrinde) werden wichtige Impulse (= Informationen!) über die Pyramidenbahn zur Körpermuskulatur geleitet.

2. Von den <u>sensorischen</u> (sensorisch = die Aufnahme von Sinnesempfindungen betreffend) Projektionsfeldern des Cortex werden wichtige Impulse (= Informationen!) von Rückenmarksbahnen empfangen.

Im **Gyrus praecentralis** liegt das psychomotorische Zentrum und damit der Beginn der Pyramidenbahn (<u>motorische</u> Projektionsfelder).

Der **Gyrus postcentralis** ist der Sitz der Körperfühlsphäre (<u>sensorische</u> Projektionsfelder).

Je mehr Rezeptoren eine Region besitzt, desto größer ist der jeweilige zugeordnete Hirnrindenbezirk. Relativ viele sensible Rezeptoren sitzen im Bereich der Lippen, der Finger und der Zunge.

Die Leistungen der Großhirnrinde sind (unter anderen):

1. Senden motorischer Impulse

2. Empfangen aller bewusster sensibler Impulse

3. Erinnerung

4. Erkennen (sensorische Rindengebiete)

Das **Großhirnmark** besteht aus Leitungsbahnen. Diese Leitungsbahnen verbinden die einzelnen Hirnrindenabschnitte und stellen durch dicke Neuritenbündel als Assoziationsbahnen auch die Verbindung der beiden Großhirnhemisphären untereinander her.

Der **Balken** (= Corpus callosum) ist das wichtigste und größte Bündel, das die Hemisphären verbindet.

Alle geistigen Fähigkeiten sind in Großhirnrinde und Großhirnmark lokalisiert.

6.2.   Zwischenhirn

Zwischenhirn und Großhirn entwickeln sich aus dem Vorderhirnbläschen. Die wichtigsten Teile des Zwischenhirns sind:

1. der Thalamus (thalamos = Gemach, Höhle)

2. der Hypothalamus

3. die Hypophyse

6.2.1. Thalamus

Der **Thalamus** besteht aus einer großen Zahl zusammenhängender Kerne oder Kerngebiete. Er hat die Gestalt und Größe eines Taubeneies.

Der Thalamus ist das „Tor zum Bewusstsein": alle Impulse, die aus der Peripherie (z.B. vom Arm – oder Beinbereich) kommen, werden im Thalamus gesammelt und umgeschaltet, bevor sie zum Großhirn gelangen.

Der Thalamus hat eine Filterfunktion: Impulse (also Informationen) werden geordnet, verstärkt oder geschwächt, bevor sie zum Cortex (Hirnrinde) weitergeleitet werden.

Der Thalamus gibt den Empfindungen bestimmte Qualitäten, den Bewegungen gibt er einen Ausdruck.

Der Thalamus enthält auch selbständige Zentren, zum Beispiel das Schlafzentrum.

Der Thalamus hat also folgende Funktionen:

1. Sammeln von Impulsen

2. Filtern von Impulsen

3. Ausbildung der Subjektivität der Empfindungen

4. selbständige Zentren: z. B. Schlafzentrum

Der Thalamus unterliegt beim Menschen einer ständigen Kontrolle durch die Großhirnrinde. Der Thalamus allein kann eine selbständige, bewusste Handlung jedoch nicht veranlassen.

6.2.2. Hypothalamus

Der **Hypothalamus** nimmt eine zentrale Stellung im VNS ein. Er ist das übergeordnete Zentrum aller vegetativen Funktionen. Der Hypothalamus reguliert als übergeordnetes Zentrum die wichtigsten vegetativen Funktionen:

1. Atmung
2. Herztätigkeit
3. Kreislauf
4. Nahrungsaufnahme
5. Wasserhaushalt
6. Wärmeregulation
7. Fortpflanzung
8. Energieversorgung

Der Hypothalamus ist maßgeblich an emotionalen Vorgängen beteiligt und beeinflusst entscheidend:

1. die Stimmungslage

2. die Ansprechbarkeit

3. die Wut

4. die Angst

5. den Schreck

Der Hypothalamus produziert Neurohormone, die über die Gefäße die Hypophyse erreichen, und zwar die hormonbildenden Zellen im Hypophysenvorderlappen (HVL). Die Neurohormone veranlassen die Bildung der Hypophysenhormone und deren Freisetzung. Die Neurohormone heißen deshalb auch releasing factors (to release = freisetzen).

Der Hypothalamus bildet selbst 2 Hormone:

1. **Adiuretin** (= Vasopressin)

2. **Oxytocin**

Diese beiden Hormone (Adiuretin und Oxytocin) gelangen entlang der Nervenfasern, die Hypothalamus und Hypophyse miteinander verbinden, in den Hinterlappen der Hypophyse (HHL). Dort werden sie gespeichert und bei Bedarf an das Blut abgegeben.

6.2.3. Hypophyse

Die Hypophyse (Hirnanhangsdrüse) ist eine Drüse. Sie besteht aus 2 Teilen:

1. **Hypophysenvorderlappen** (= HVL)
2. **Hypophysenhinterlappen** (= HHL)

Der HVL bildet 6 verschiedene <u>Proteohormone</u> (Proteine = Eiweiße).

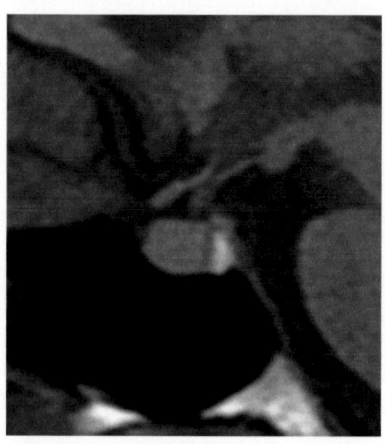

Abb. 3

Hypophyse oder Hirnanhangsdrüse (gut zu unterscheiden ist die volumengrößere „graue" Adenohypophyse und die volumenschwächere, fast „weiße" Neurohypophyse)

Durch die HVL-Hormone werden unter anderen folgende Organe beeinflusst:

1. Schilddrüse

2. Nebennierenrinde

3. Keimdrüsen

Der HHL speichert die im Hypothalamus gebildeten Hormone Vasopressin (= Adiuretin) und Oxytocin. Da Hypothalamus und Hypophyse in ihrer Funktion eng miteinander verbunden sind, spricht man auch vom

Hypothalamus – Hypophyse – System.

Dieses Hypothalamus – Hypophysen – System bewirkt eine enge Verbindung zwischen der Steuerung durch Hormone (hormonale Steuerung) und den nervösen Vorgängen im Körperinneren. Dies ist zum Beispiel der Grund, warum es bei starker körperlicher oder seelischer Belastung (Stress) über nervöse Impulse zur Ausschüttung von Hormonen aus dem Nebennierenmark kommt.

6.3. Mittelhirn

Ursprünglich hatte das **Mittelhirn** die Funktion eines Reflexzentrums. Von diesen ursprünglichen Reflexzentren des Mittelhirns sind nur 2 beim Menschen erhalten geblieben:

1. das Zentrum für optisch-akustische Reflexe
2. das Zentrum für den Pupillenreflex

Ein Teil der sensiblen Fasern, die vom Auge und Ohr kommen, enden bereits in vegetativen Kernen des Mittelhirns und ziehen nicht weiter zum Thalamus.

Beispiele:

• Ein Lichtreiz trifft auf das Auge. Ein Teil der Impulse (sensibel) gelangt zu vegetativen Kernen des Mittelhirns. Dort werden diese Impulse verarbeitet und auf motorische Fasern des **EPMS** umgeschaltet. Diese veranlassen unwillkürliche Augenbewegungen und das Wegdrehen des Kopfes.

• Trifft ein Lichtreiz auf ein zuvor abgedunkeltes Auge, leiten sensible Fasern diese Impulse zum Mittelhirn. Dort erfolgt die Umschaltung auf vegetative motorische Fasern. Der Pupillenmuskel verengt durch Kontraktion die zuvor weite Pupille (Pupillenreflex).

Im Mittelhirn liegt das übergeordnete

Zentrum des EPMS

(= Extra – Pyramidal – Motorisches System).

Der wichtigste Kern dieses übergeordneten Zentrums des EPMS ist der **Nucleus ruber** (= roter Kern).

Die Funktionen des EPMS sind:

1. unbewusste Feinabstimmung der Muskelbewegungen

2. Affektbewegungen

Im Mittelhirn liegen darüber hinaus die Kerngebiete von 2 Hirnnerven:

1. Nervus oculomotorius (III)

2. Nervus trochlearis (IV)

47

Es handelt sich hierbei (beim Nervus oculomotorius und beim Nervus trochlearis) um Nerven mit rein <u>motorischen</u> Fasern für <u>willkürliche</u> Augenbewegungen.

Im Mittelhirn befinden sich also u. a. die folgenden 5 wichtigen Strukturen:

1. Zentrum für optisch – akustische Reflexe

2. Zentrum für den Pupillenreflex

3. übergeordnetes Zentrum für das EPMS

4. Kerngebiet des Nervus oculomotorius (III)

5. Kerngebiet des Nervus trochlearis (IV)

6.4. Rautenhirn

Das **Rautenhirn** besteht aus folgenden 3 Teilen:

1. **Pons** (= Brücke)
2. **Cerebellum** (= Kleinhirn)
3. **Medulla oblongata** (= verlängertes Rückenmark)

Das Rautenhirn umschließt den 4. Ventrikel. Der Boden des 4. Ventrikels bildet eine rautenförmige Vertiefung, die sogenannte Rautengrube. In der Rautengrube liegen die Kerne fast aller Gehirnnerven.

Die Gehirnnerven werden nach der Reihenfolge ihres Austritts aus dem Gehirn mit römischen Zahlen nummeriert. Es gibt insgesamt 12 Paar Gehirnnerven sowohl für die rechte als auch für die linke Körperseite (also insgesamt 24 Gehirneinzelnerven!):

Die Gehirnnerven werden üblicherweise wie folgt benannt:

I.	**Tractus olfactorius**	(nur sensible Fasern)
II.	**Nervus opticus**	(nur sensible Fasern)
III.	Nervus oculomotorius	(nur motorische Fasern)
IV.	Nervus trochlearis	(nur motorische Fasern)
V.	Nervus trigeminus	(sens. + motor. Fasern)
VI.	Nervus abducens	(nur motorische Fasern)
VII.	Nervus facialis	(sens. + motor. Fasern)
VIII.	**Nervus vestibulocochlearis**	(nur sensible Fasern)
IX.	Nervus glossopharyngeus	(sens. + motor. Fasern)
X.	Nervus vagus	(sens. + motor. Fasern)
XI.	Nervus accessorius	(nur motorische Fasern)
XII.	Nervus hypoglossus	(nur motorische Fasern)

Die 3 **afferenten** Gehirnnerven (I, II und VIII) leiten nur sensible Reize zum Gehirn und können auch als **Sinnesnerven** bezeichnet werden.

Die Gehirnnerven lassen sich nach den vermittelten Qualitäten in 3 Gruppen einteilen:

1. nur sensible Fasern: 3 Sinnesnerven

   (Hirnnerven I, II und VIII)

2. sensible + motorische Fasern: 4 gemischte Nerven

   (Hirnnerven V, VII, IX und X)

3. nur motorische Fasern: 5 rein motor. Nerven

   (Hirnnerven III, IV, VI, XI und XII)

6.4.1. Kleinhirn

Das **Kleinhirn** ist ein Teil des Rautenhirns. Das Kleinhirn nimmt an allen motorischen und sensiblen Impulsen bzw. Informationen teil, die zu höheren Abschnitten des Gehirns gehen und von dort kommen. Das Kleinhirn vermag dadurch die großen motorischen Impulse in feine Bewegungen auszuarbeiten. Das Kleinhirn ist somit notwendig für die Feinregulation von Willkürbewegungen. Diese Feinregulation von Willkürbewegungen ist die wichtigste Funktion des Kleinhirns.

Das Kleinhirn bekommt ständig Meldungen von den vielen Rezeptoren, die in den Gelenken und Muskeln sitzen, über die Anspannung der Muskeln und die Stellung der Gelenke.

Das Kleinhirn bestimmt das Zusammenspiel zwischen Beugern (Beugemuskeln) und Streckern (Streckmuskeln).

Das Kleinhirn bekommt auch ständig Meldungen über die sensiblen Fasern des Nervus vestibulocochlearis (VIII. Hirnnerv). Mit Hilfe dieser sensiblen Reize vermag das Kleinhirn bei den verschiedenen Körperbewegungen das Gleichgewicht zu halten.

Die Kleinhirnimpulse werden auf den Bahnen des EPMS geleitet, da es sich um unbewusste Impulse handelt.

Erkrankungen des Kleinhirns führen demgemäß u. a. zu folgenden Beeinträchtigungen:

1. der Unmöglichkeit gezielter, sicherer Bewegungen

2. einem pathologischen Finger – Nasen - Versuch (= FNV)

3. der Unmöglichkeit schneller, aufeinanderfolgender Bewegungen (z. B. auch Händeschütteln)

6.4.2. Medulla oblongata

Die **Medulla oblongata** (= das verlängerte Rückenmark) ist ein Teil des Rautenhirns. Das verlängerte Rückenmark ist aus den gleichen Strukturen aufgebaut wie das Rückenmark: weiße Substanz und graue Substanz. Die graue Substanz ist hier jedoch aufgelockert und geht in die <u>Formatio reticularis</u> (wörtlich: „netzartiges Gebilde") über.

Zur grauen Substanz gehören:

1. marklose Nervenfasern

2. Nervenzellen

3. Synapsen

In der Medulla oblongata sind u. a. lebenswichtige Zentren lokalisiert:

- **Atemzentrum**
- **Kreislaufzentrum**

1. Atemzentrum:

Die Kerne des Atemzentrums stehen in engem Kontakt mit den vegetativen Zentren der gemischten Hirnnerven. Der Hypothalamus übt als Zentrum aller vegetativen Funktionen auch hier einen entscheidenden Einfluss aus.

2. Kreislaufzentrum

Die wichtigste Funktion des Kreislaufzentrums ist die Blutdruckregulation. Die Blutdruckrezeptoren sitzen in den großen Halsblutgefäßen. Melden diese Rezeptoren zum Beispiel einen Blutdruckabfall, gibt das Kreislaufzentrum Impulse über den Nervus vagus (X. Hirnnerv) zum Herzen. Diese bewirken am Herzen eine Zunahme der Herzarbeit.

Merke besonders:

In der Medulla oblongata kreuzen etwa 80 bis 85 % aller Leitungsbahnen von einer Seite zur anderen Seite!

Bei einem Rechtshänder wird für die mit rechter Hand und rechtem Arm verbundenen Bewegungen die linke Großhirnhemisphäre entsprechend mehr genutzt als die rechte Großhirnhemisphäre und umgekehrt (!).

6.5. Hirnhäute

Drei Hirnhäute umgeben Gehirn und Rückenmark:

1. Pia mater   (= weiche Hirnhaut)
2. Arachnoidea   (= Spinnwebenhaut)
3. Dura mater   (= harte Hirnhaut)

Die Pia mater umgibt die gesamte Oberfläche des Gehirns (als Pia mater encephali) und die gesamte Oberfläche des Rückenmarkes (als Pia mater spinalis). Die Pia mater bildet zottenartige Ausstülpungen (= **Plexus chorioideus**) an mehreren Stellen des Ventrikelsystems. Diese Plexus bilden den Liquor. Der Liquor, auch **Liquor cerebrospinalis** genannt, ist beim gesunden Menschen eine klare Flüssigkeit, die hauptsächlich aus Wasser besteht. Weitere Bestandteile sind u. a.: Blutzellen, Zucker, Eiweiß u. a.

Zwischen Pia mater und Arachnoidea liegt der Subarachnoidalraum. Dieser Raum ist mit Liquor gefüllt. Die Arachnoidea bildet Wucherungen, sogenannte Pacchion'sche Granulationen oder **Granulationes arachnoideales**, die für den Liquorabfluß verantwortlich sind.

Die Dura mater liegt dem Schädelknochen eng an. Sie ist ein wesentlicher Bestandteil der Trennwand zwischen den beiden Großhirnhemisphären. Die Dura mater bildet mehrere größere Hohlräume, die sogenannten **Sinus** (sinus = Bucht). Die Sinus haben starre Wände und sind mit venösem Blut gefüllt. Durch die Granulationen der Arachnoidea fließt der Liquor in den Sinus ab.

Liquorweg:

- Plexus chorioideus (Bildungsstätte)
- Ventrikel
- Subarachnoidalraum
- Granulationes arachnoideales
- Sinus
- Blutkreislauf

6.6.   Limbisches System

Das **limbische System** (limbus = Saum, Rand) stellt mehr eine funktionelle Einheit als eine anatomische Einheit dar. Das limbische System setzt sich zusammen aus:

1.   Zentren des Großhirns
2.   Verbindungen zum Zwischenhirn
3.   Verbindungen zum Mittelhirn

Das limbische System wirkt mit bei:

1. der Erhaltung eines Lebewesens
2. der Fortpflanzung eines Lebewesens
3. dem emotionellen Verhalten (z. B. Gefühle, Stimmungen)

Es wird angenommen, dass das limbische System dem Hypothalamus noch übergeordnet ist.

6.7. Formatio reticularis

Die **Formatio reticularis** (wörtlich: "netzartiges Gebilde") stellt ein Gebilde dar, das aus Kernen mehrerer Gehirnabschnitte besteht (Rautenhirn, Mittelhirn, Zwischenhirn). Die Formatio reticularis nimmt an allen motorischen und sensiblen Reizen teil. Die Formatio reticularis ist ein Koordinationsorgan für die gesamte Motorik. Die Formatio reticularis bestimmt den Aktivitätsgrad des Großhirns (innerhalb des reticulo – thalamo – corticalen Systems).

Durch diese Verbindungen (reticulo – thalamo – corticales System) bestimmt die Formatio reticularis auch den Wach – Schlaf – Rhythmus und entlastet das Großhirn, indem sie bei gleichbleibenden, unwichtigen Reizen eine Aktivierung weitgehend verhindert. Die Formatio reticularis spielt somit eine entscheidende Rolle beim **Bewusstwerden einer Wahrnehmung**.

7. Blutversorgung des Gehirns

Die Blutversorgung des Gehirns erfolgt über 4 große Arterien:

1. **Zwei** Halsschlagadern (Arteria carotis dextra und Arteria carotis sinistra).

2. **Zwei** Wirbelschlagadern (Arteria vertebralis dextra und Arteria vertebralis sinistra).

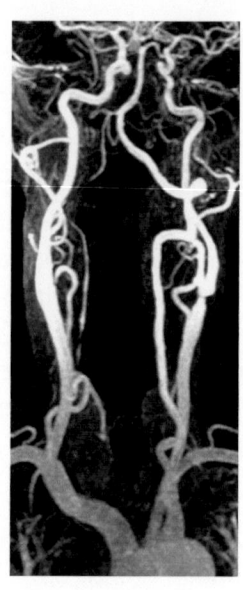

Abb. 4

Gefäßdarstellung (= Angiographie) der 4 Halsarterien mittels
MRT (MR-Angiographie).

(Befunde: Hypoplasie (hier: angeborene Kaliberschwäche)
der rechten Arteria vertebralis und Engstellung (= Stenose)
der linken Arteria carotis in Höhe der Gabelung

(= Bifurkation).

Die genannten 4 Halsarterien sind verantwortlich für die
Blutversorgung des Gehirns. Sie setzen sich teilweise in die
intracraniellen (intra = im; cranium = Gehirn) Arterien fort,
welche die Blutversorgung im Gehirn selbst gewährleisten.
Auch diese intracraniellen Arterien lassen sich insbesondere
im Bereich der Hauptstämme sehr gut mittels
Kernspintomographie (MR-Angiographie der intracraniellen
Arterien) darstellen.

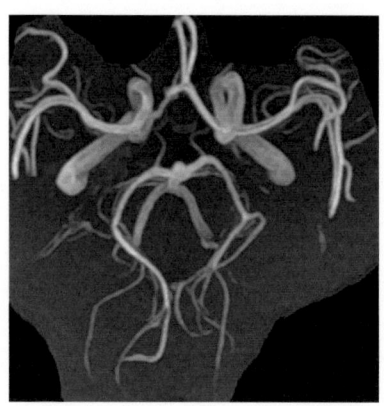

Abb. 5

Gefäßdarstellung (= Angiographie) der intracraniellen
Arterien mittels MRT (MR-Angiographie der Hirnarterien).

Der Abfluss des Blutes aus dem Gehirn erfolgt über
sogenannte **Sinus** bzw. Venen zum Herzen.

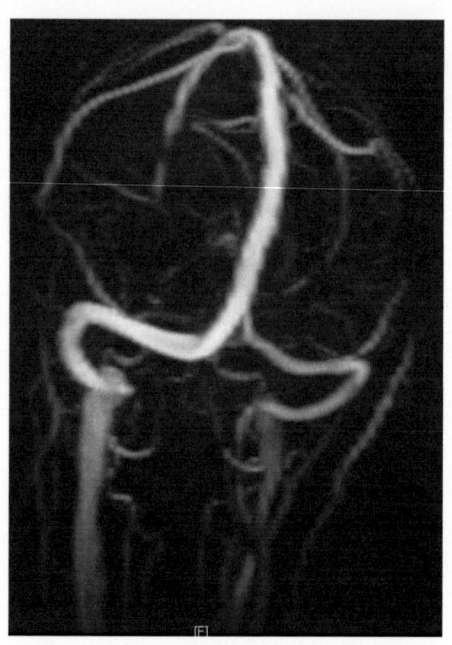

Abb. 6

Gefäßdarstellung (Angiographie) der intracraniellen venösen
Blutleiter (Sinus).

Die Blutgefäße werden durch Gliazellen vom Hirngewebe
abgeschirmt. Die Glia (= **Neuroglia**) baut die "Blut – Liquor –
Schranke" auf. Viele für das Hirngewebe giftige Substanzen
werden durch diese Wand abgeschirmt. Tritt ein
Kreislaufstillstand ein, so setzt die Blutversorgung des
Gehirns aus.

Klinischer Tod = Zustand, der nach 1,5 bis 3 Minuten nach dem Kreislaufstillstand einsetzt.

Der klinische Tod kann mittels folgender Kriterien <u>vorerst</u> diagnostiziert werden:

1. Pulslosigkeit (sofort)

2. Bewusstlosigkeit (nach 6 Sekunden)

3. Atemstillstand (nach 15 Sekunden)

4. Graublaue Verfärbung von Haut und

   Schleimhaut (nach 15 Sekunden)

5. weite, lichtstarre Pupillen (nach 90 Sekunden)

Die für Sauerstoffmangel besonders empfindlichen Organe Gehirn und Herz sind nach 3 Minuten noch wiederbelebbar. Eine Wiederbelebung nach 5 Minuten oder mehr Minuten nach Eintritt des Kreislaufstillstandes ist fraglich oder unter Umständen unmöglich.

8. Anatomie des vegetativen Nervensystems (VNS)

Der Unterschied zwischen animalischem Nervensystem (ANS) und vegetativem Nervensystem (VNS) liegt im Endorgan:

- Das ANS innerviert die quergestreifte Muskulatur.

- Das VNS innerviert die übrigen Organe (glatte Muskulatur der inneren Organe und Blutgefäße, Drüsen und Herz).

Das **vegetative Nervensystem** lässt sich grob vereinfachend in 3 Teile gliedern:

1. die **zentralen Anteile**   (in Gehirn und Rückenmark)

   insb.:   • Hypothalamus   (übergeordnetes System)

   • limbisches System

2. die **peripheren Anteile**

   • Sympathicus

   • Parasympathicus

3. das **intramurale Nervensystem**

Zusatz:

Das intramurale Nervensystem wird auch als sogenanntes intrinsisches (darmeigenes) Nervensystem dem extrinsischen Nervensystem (Sympathikus und Parasympathikus) gegenübergestellt. Die peripheren Anteile des VNS (Sympathicus und Parasympathicus) sowie das intramurale Nervensystem liegen beide in Bezug auf Gehirn und Rückenmark "peripher".

Funktionell ist das intramurale Nervensystem ein bis zu einem gewissen Grad selbständiger Teil des vegetativen Nervensystems. Anatomisch verlaufen die Nervenfasern des peripheren vegetativen Nervensystems (Sympathicus und Parasympathikus) mit den Hirnnerven, den Spinalnerven, den Blutgefäßen oder bilden gar selbständige Plexus im Bauchraum.

Die **vegetativen Nervenzentren** liegen:

1. im <u>Zwischenhirn</u> (Hypothalamus)
   - Wärmeregulationszentrum
   - Kreislaufzentrum
   - Wasserhaushaltszentrum
   - Stoffwechselzentrum

und

2. im <u>verlängerten Rückenmark</u> (Medulla oblongata)
   - Zentrum für Magenperistaltik
   - Zentrum für Herztätigkeit
   - Atemzentrum
   - Zentrum für die Speicheldrüsen

Die gelisteten anatomisch höhergelegenen Zentren sind auch in der Funktion übergeordnet. Vegetative Kerngebiete liegen auch im Rückenmark. Die Funktionen der vegetativen Kerngebiete im Rückenmark sind:

- Schaltstationen für auf - und absteigende Bahnen
- Umschaltstationen für vegetative Reflexe

Die sympathischen Kerngebiete liegen im Brustmark und Lendenmark.

Die parasympathischen Kerngebiete liegen im Halsmark und Sakralmark.

Auch die Ganglien (Anhäufung von Nervenzellen in "Nervenknoten") von Sympathikus und Parasympathikus liegen voneinander entfernt.

Die sympathischen Grenzstrangganglien liegen zu beiden Seiten der Wirbelsäule (angeordnet wie eine "Strickleiter").

Die parasympathischen Ganglien liegen außerhalb des Rückenmarkes unregelmäßig im Körper verteilt meist in der Nähe des Endorgans.

Der Leitungsbogen besteht beim VNS und beim ANS aus folgenden Grundbausteinen:

1. **afferente** Nervenfaser
2. **zentrale** Schaltstelle
3. **efferente** Nervenfaser

Unterschied: Der efferente Schenkel besteht im ANS aus einem Neuron – der efferente Schenkel besteht im VNS aus zwei Neuronen. Die zu höheren Kernen und Zentren führenden Neurone sind hier nicht mitgezählt (!).

Präganglionäre Fasern heißen die Fasern des ersten efferenten Neurons vom vegetativen Zentrum oder Kern bis zum Ganglion. Sie liegen im Sinne der Erregungsausbreitung **vor** dem Ganglion.

Postganglionäre Fasern heißen die Fasern des zweiten efferenten Neurons vom Ganglion bis zum Erfolgsorgan. Sie liegen im Sinne der Erregungsausbreitung **hinter** dem Ganglion.

Die präganglionären sympathischen Fasern treten zusammen mit den Spinalnerven aus dem Rückenmarkskanal aus und trennen sich gleich wieder von ihnen, um in das nächste Ganglion einzutreten. Hier werden die meisten umgeschaltet. Nur wenige sympathische Fasern durchlaufen die Ganglien und werden erst in einem peripheren Ganglion umgeschaltet. Aus dem Grenzstrang ziehen Fasern in die Spinalnerven und versorgen Gefäße und Hautdrüsen. Besonders viele sympathische Fasern versorgen die Haut des Nackens und des Rückens ["es läuft mir kalt den Rücken hinunter"]. Die anderen Fasern versorgen die inneren Organe. Sie bilden oft Geflechte, welche die Arterien umspinnen und erreichen mit ihnen das Erfolgsorgan.

Die intramuralen Geflechte liegen in den Wänden der Hohlorgane, die sympathischen Geflechte umhüllen die Arterien [!].

Die parasympathischen Ganglien liegen weiter vom ZNS entfernt als die sympathischen Ganglien.

Die Umschaltung der parasympathischen Fasern erfolgt **kurz vor** dem jeweiligen Erfolgsorgan oder **direkt im** Endorgan.

Während die sympathischen Fasern hauptsächlich als selbständige Nerven verlaufen, benutzen die parasympathischen Fasern in der Regel Hirnnerven und Rückenmarksnerven als Leitbahnen. In Brust – und Bauchraum hat der Nervus vagus keine animalischen Anteile mehr; er führt hier nur noch parasympathische Fasern.

Die vegetativen Nerven bilden außer den Geflechten um die Gefäße noch eine andere Art von Geflechten. Diese bestehen aus mehreren Ganglien, die durch viele Nervenstränge netzartig miteinander verbunden sind. Sie liegen im Brust – und Bauchraum vor und neben der Wirbelsäule [z.B. Solarplexus = „Sonnengeflecht"].

9. Vegetative Überträgerstoffe

Im ANS ist das **Acetylcholin** der Hauptüberträgerstoff an den Synapsen.

Das Acetylcholin findet sich auch an fast allen präganglionären Synapsen des VNS, also sowohl an denen des Sympathikus wie denen des Parasympathikus.

Der Hauptüberträgerstoff des Parasympathikus an den postganglionären Synapsen ist ebenfalls das Acetylcholin. Diese Fasern heißen deshalb cholinerge Fasern [Acetylcholin findet sich hier sowohl an den präganglionären Synapsen als auch an den postganglionären Synapsen].

Der Hauptüberträgerstoff des Sympathikus an den postganglionären Synapsen ist das **Noradrenalin**. Diese Fasern heißen deshalb auch adrenerge Fasern (nicht noradrenerge Fasern; Grund: der erste Überträgerstoff, der hier gefunden wurde, aber selten vorkommt, war das Adrenalin).

Merke also (vereinfachend):

Acetylcholin ist der Hauptüberträgerstoff im ANS, im Bereich der prä – und postganglionären Synapsen des Parasympathikus und im Bereich der präganglionären Synapsen des Sympathikus.

Noradrenalin ist der Hauptüberträgerstoff an den postganglionären Synapsen des Sympathikus.

Sympathikus und Parasympathikus unterscheiden sich also bezüglich des Überträgerstoffes an der jeweiligen postganglionären Synapse.

Die verschiedenen postganglionären Überträgerstoffe erklären die verschiedenartigen (meist gegensätzlichen!) Wirkungen der beiden Nervenarten am gleichen Erfolgsorgan.

Ausnahme:

Die besonderen sympathischen Fasern, die bei der Haut beschrieben wurden und eine „parasympathische" (gefäßerweiternde) Wirkung haben, sind dann auch tatsächlich cholinerge sympathische Fasern(!).

10.   Nebennierenmark (NNM)

Das **NNM** besteht aus umgewandelten sympathischen Ganglienzellen, die Drüsencharakter erworben haben.

Die sympathischen Fasern zum NNM sind präganglionäre Fasern. Deshalb wird das NNM von sympathischen Fasern mit Acetylcholin erregt! Deshalb schüttet das NNM auch Adrenalin und Noradrenalin aus (sehr viel mehr Adrenalin als Noradrenalin!).

Das NNM als Drüse funktioniert sozusagen als Verstärker der normalen sympathischen Reize.

Beispiel „Stress":

•   das Herz klopft bis zum Hals

•   die Haut wird bleich

•   kalter Schweiß steht auf der Stirn

•   der Magen krampft sich zusammen

•   Anspannung

Dadurch werden alle wichtigen Organe verstärkt durchblutet: Herz, Gehirn, Lunge, Muskulatur. Die Durchblutung der Haut wird eingeschränkt (geringere Blutung bei Verletzungen!).

Eine Stress-Situation besteht auch bei Krankheiten, vor allen Dingen bei Unfällen. Hier kann es passieren, dass diese Gegenregulation, die der Stress darstellt, entgleist. Es kommt zum Kreislaufschock:

- blasses Gesicht

- weite Pupillen

- flatternder Puls

- Schockindex größer als 1

(Schockindex > 1 heißt, dass der Wert für den Pulsschlag pro Minute größer ist als der systolische Blutdruckwert gemessen in mm HG Quecksilbersäule).

Sympathikus und Parasympathikus haben an den jeweiligen Erfolgsorganen meist gegensätzliche Wirkungen im Sinne von Anregung oder Hemmung der Funktion des Organs.

Vereinfachend kann man folgende Einflussnahmen von Sympathikus und Parasympathikus auf die einzelnen Organe listen:

Sympathikus	Parasympathikus
regt an:	**regt an:**
Herz	Magendarmtrakt
Bronchien	Leber
Schilddrüse	Nieren u. Blase
Leber	Darm (Stuhl –
Nebenniere	Entleerung)
Wärmeabgabe	Pankreas
über die Haut	

Sympathikus	Parasympathikus
hemmt:	**hemmt:**
Verdauung	Herz
Nieren	Kreislauf
Blase	Bronchien
Pankreas	

11. Funktionen des Vegetativen Nervensystems (VNS)

Das ANS besorgt die Anpassung an die Umwelt (= willkürliches Nervensystem).

Das VNS reguliert die Vorgänge im Organismus (= **unwillkürliches** Nervensystem).

Zum VNS zählen alle efferenten Fasern, die **nicht** zur quergestreiften Muskulatur ziehen:

1. glatte Muskulatur

   (Eingeweide, Bronchien, Gefäßwände)

2. Herzmuskulatur

3. die meisten Drüsen

Die Fasern des ANS ziehen zur quergestreiften Muskulatur. Die quergestreifte Muskulatur heißt auch **Skelettmuskulatur** (z. B. Beinmuskeln, Kaumuskeln, Zwerchfell).

Kennzeichen des ANS:	Kennzeichen des VNS:
• **willkürlich erregbar**	• **unwillkürlich**
• **ermüdet**	• **unermüdlich**

Das VNS ist anatomisch eine Einheit.

Pharmakologisch und funktionell kann man das VNS in **zwei** große Teilsysteme unterteilen:

1. **sympathisches vegetatives Nervensystem**
    *   mitleidendes System, weil seelische Erregung durch sympathische Nerven auf Organe übertragen wird.

2. **parasympathisches vegetatives Nervensystem**
    *   System, das neben dem sympathischen System existiert.

Das sympathische VNS heißt auch Sympathikus.
Das parasympathische VNS heißt auch Parasympathikus.

Die Fasern des sympathischen Nervensystems und des parasympathischen Nervensystems ziehen zu:

1. der glatten Muskulatur
2. zur Herzmuskulatur
3. zu den Drüsen

Der Sympathikus ist das System der körperlichen Arbeit. Er bewirkt die Einstellung aller Organsysteme auf den Energieverbrauch in den Skelettmuskeln.

Der Parasympathikus heißt auch **Vagus** (der **Nervus vagus**, also der zehnte Hirnnerv, ist der größte parasympathische Nerv!). Der Parasympathikus ist das System der körperlichen Ruhe, Energiegewinnung und Regeneration. Er sorgt für Aufnahme und Speicherung von Nährstoffen.

Sympathikus und Parasympathikus sorgen für eine „Doppelinnervation" fast aller Organe des VNS (2 „Nervenzügel"!: Zügel wie beim Pferd, wodurch der Pferdekopf nach rechts und nach links gedreht werden kann).

Im ANS gibt es <u>**keine**</u> solche Doppelinnervation.

Sympathikus und Parasympathikus sind immer in einem bestimmten Maße erregt. Das Ausmaß dieser Erregung bezeichnet man als **Tonus** (= Spannung). Der entsprechende Tonus heißt dann **Sympathikotonus** oder **Parasympathikotonus** (= Vagotonus)

(z. B. beim 100 Meter-Lauf hat man einen hohen Sympathikotonus).

Das Vegetativum (= autonomes Nervensystem) insgesamt besteht somit aus **3 Teilen:**

1. **Sympathikus**
2. **Parasympathikus**
3. **Intramurales System**

INTRAMURALES SYSTEM:

Das intramurale System besteht aus Nervenzellen in den Wänden der Hohlorgane, die weitgehend unabhängig vom ZNS die Organfunktion lenken können. Die Hohlorgane können daher ohne zentrale Erregung arbeiten. Sie erhalten einen Teil ihrer Fasern aus dem ZNS.

12. Seelische Vorgänge und Vegetativum

Redewendungen, die einen erhöhten <u>Sympathikotonus</u> beschreiben:

- „vor Angst die Haare zu Berge stehen"
- „schreckgeweitete Augen"
- „leichenblass"
- „es läuft mir kalt den Rücken hinunter"

Redewendungen, die einen erhöhten <u>Parasympathikotonus</u> (= Vagotonus) beschreiben:

- „schamrot werden"
- „das Herz steht mir vor Schreck still"
- „vor Angst in die Hose machen"

„vegetativ" bedeutet:

1. dem Willen nicht unterworfen
2. autonom

Das vegetative Nervensystem (Vegetativum) heißt auch „autonomes Nervensystem".

Zum Vegetativum (= autonomes Nervensystem) zählen deshalb u. a. folgende Bereiche:

1. Atmung

2. Herztätigkeit

3. Verdauung

4. Stoffwechsel

5. Drüsentätigkeit

13. Wirkungen des VNS auf verschiedene Organsysteme

13.1. Herz und Kreislauf

Der Parasympathikus erweitert die Gefäße. Er senkt dadurch den Blutdruck und entlastet das Herz. Die Herzfrequenz (= Puls) sinkt, das Herzzeitvolumen (= HZV) nimmt ab.

Der Sympathikus verengt bei körperlicher Arbeit die Gefäße in den ruhenden Organen. Er erhöht damit den Blutdruck. In den arbeitenden Organen wirken die angehäuften Stoffwechselprodukte direkt gefäßerweiternd und setzen die Sympathikuswirkung wieder außer Kraft. Insgesamt steigt die Herzfrequenz, das Herzzeitvolumen nimmt zu. Der Sympathikus wirkt auch auf die Herzkranzgefäße, indem er diese allerdings erweitert (um das Herz besser mit Sauerstoff versorgen zu können!).

Die Herzfrequenz (= Puls) wird somit von den genannten drei Größen beeinflusst:

1. Sympathikus

2. Parasympathikus

3. intramurales Geflecht

Das „intramurale Geflecht" ist das spezielle Reizbildungs – und Reizleitungssystem des Herzens: dieses garantiert im Regelfall eine konstante Eigenfrequenz des Herzens von ca. 70 Schlägen pro Minute (beim Gesunden). Die Funktion dieses intramuralen Geflechts speziell für das Herz kann mit dem EKG (= Elektrokardiogramm) dargestellt werden.

13.2. Atmung

Die eigentliche Atemmuskulatur (Zwischenrippenmuskel und Zwerchfell) ist quergestreift. Sie wird somit nicht von vegetativen Fasern erregt!

Die Bronchien (= Luftröhrenäste) enthalten glatte Muskelzellen. Hier wirkt das VNS.

Der Sympathikus erweitert die Bronchien. Dadurch sind ein schnelleres Atmen und auch ein tieferes Atmen möglich, um mehr Sauerstoff aufzunehmen. Die Gefäße unterliegen hier zwar ebenfalls der Sympathikuswirkung, sie werden aber über einen anderen Mechanismus erweitert.

Der Parasympathikus verengt die Bronchien. Hierdurch werden die Alveolen (Lungenbläschen) weniger belüftet.

VEGETATIV-ANIMALISCHER REFLEXBOGEN:

Die afferenten vegetativen Fasern der Lunge verhindern eine Überdehnung der Lunge. Beim Einatmen wird der Vorgang reflektorisch gehemmt und das Ausatmen eingeleitet.

13.3. Drüsen

Die meisten Drüsen werden vom VNS innerviert, insbesondere die exokrinen Drüsen (exo = außen, krino = ich scheide aus). Diese Drüsen produzieren etwas: Schweiß, Speichel und Schleim.

Der Parasympathikus verstärkt die Drüsensekretion (Drüsensekret - Ausscheidung). Bei erhöhtem Parasympathikotonus wird viel dünnflüssiges Sekret gebildet.

Der Sympathikus hemmt die Drüsensekretion. Bei erhöhtem Sympathikotonus wird wenig dickflüssiges Sekret gebildet.

Auch einige endokrine Drüsen (endon = innen; Hormondrüsen) werden von Sympathikus und Parasympathikus innerviert. Die Wirkung von Sympathikus und Parasympathikus ist von Drüse zu Drüse verschieden.

Der Sympathikus steigert die Schilddrüsenfunktion. Der Parasympathikus hemmt die Schilddrüsenfunktion.

Der Sympathikus hemmt die Pankreasfunktion (Insulinproduktion). Der Parasympathikus steigert die Pankreasfunktion.

13.4. Verdauung

Der Parasympathikus hat eine energiegewinnende Funktion. Er fördert die Speichelsekretion bereits vor der Nahrungsaufnahme („das Wasser läuft mir im Mund zusammen"). Der Parasympathikus fördert die Sekretion aller anderen Drüsen des Magendarmtraktes während des Essens.

Beim Kauen wird bereits vermehrt Magensaft gebildet. Kommt die Nahrung in den Magen bzw. den Darm, werden von der Bauchspeicheldrüse und den Drüsenzellen im Darm Darmsäfte ausgeschüttet. Auch die Gallenblase zieht sich zusammen und entleert die Galle in den Darm.

Die Tätigkeit der Schleimdrüsen des Darmes wird überwiegend von den intramuralen Geflechten gesteuert. Diese Geflechte sind auch überwiegend für die Darmbewegungen (Darm-Peristaltik) verantwortlich. Der Sympathikus hemmt diese Darm-Peristaltik.

Die afferenten, vegetativen Fasern aus dem Magendarmtrakt, dem Herzen, der Lunge und dem Urogenitalsystem vermitteln auch Schmerzreize an die Großhirnrinde.

13.5. Stoffwechsel

Der Sympathikus wirkt auf den Stoffwechsel steigernd.
Fett und Glykogen werden zu Fettsäuren und Zucker abgebaut.
Die Schilddrüsenfunktion wird durch den Sympathikus gesteigert.

Der Parasympathikus bewirkt den Aufbau von Speicherstoffen aus den Grundsubstanzen.

Der Parasympathikus steigert die Insulinproduktion. Insulin bewirkt hinwieder eine Speicherung des Zuckers in Form von Glykogen. Hierdurch sinkt der Blutzuckerspiegel.

13.6. Urogenitalsystem (= UGS)

Die Niere steuert normalerweise die Harnausscheidung selbständig in Abhängigkeit vom Salzgehalt des Blutes.

Der Sympathikus stellt die Nierengefäße eng: die Harnausscheidung nimmt ab.

Bei Ausfall der vegetativen Innervation scheidet die Niere reichliche Mengen dünnen Harnes aus. Die Nieren können dann den Harn nicht mehr konzentrieren.

Der Sympathikus erschlafft die Blasenwandmuskulatur und kontrahiert die Schließmuskulatur. Der Sympathikus bewirkt somit die Füllung der Harnblase.

Der Parasympathikus kontrahiert die Blasenwandmuskulatur und erschlafft die Schließmuskulatur (soweit diese nicht quergestreift sind). Der Parasympathikus bewirkt somit die Miktion (= Blasenentleerung).

Bei der Harnblase als Hohlorgan spielt die intramurale Komponente des VNS eine Rolle: das intramurale System der Harnblase kontrahiert vom ZNS weitgehend unabhängig die Harnblasenmuskulatur je nach Füllungszustand der Harnblase.

13.7. Haut

Die Haut des Rumpfes und der Extremitäten (nicht die Haut des Kopfes und des Halses) wird von nur einem Nerven des VNS, nämlich dem Sympathikus, versorgt. Bei Abkühlung wird die Haut blass. Der Sympathikus verengt die Blutgefäße und schränkt damit die Wärmeabgabe ein. Bei starker Arbeit jedoch wirkt der Sympathikus mit besonderen Fasern, welche die Schweißdrüsen anregen und die Gefäße der Haut erweitern (!). Es wird dann Wärme abgegeben. Man kommt ins Schwitzen: die Haut ist rot.

Die Haut des Gesichts wird auch von parasympathischen Fasern versorgt. Diese regen die Schweißdrüsen an und erweitern dort die Blutgefäße (!).

Der Sympathikus aktiviert die glatten Muskeln, welche die Haare bewegen können. So kommt es bei Kälte zur sogenannten „Gänsehaut". Eine verstärkte Wärmeisolation ist jedoch beim Menschen hierdurch nicht mehr möglich.

13.8. Auge

Pupillenreflex: der Parasympathikus reagiert auf die helle Umgebung mit Verengung der Pupille. Der Sympathikus reagiert auf die dunkle Umgebung mit Erweiterung der Pupille.

In den Augenlidern befinden sich glatte Muskelzellen. Diese regulieren die Weite des Lidspaltes entsprechend den Lichtverhältnissen.

Der Sympathikus erweitert die Lidspalten.

Der Parasympathikus verengt die Lidspalten.

Im Schlaf liegt ein erhöhter Vagotonus vor. Ein besonderes Zentrum im Zwischenhirn unterdrückt jedoch Reaktionen wie Harndrang und das Bedürfnis der Stuhlentleerung. Im Wachzustand hemmt der Sympathikus den Harndrang.

Merke:

Wenn der Sympathikus eine Tätigkeit fördert, hemmt diese Tätigkeit der Parasympathikus und umgekehrt. Dies nennt man Antagonismus (anti = gegen, agon = Kampf).

Normalerweise haben sowohl Sympathikus als auch Parasympathikus einen bestimmten Tonus. Beide wirken also gemeinsam auf den Körper ein. Dies nennt man Synergismus (syn = zusammen, mit; ergon = Arbeit).

14. Rückenmark

14.1. Aufbau des Rückenmarkes

Das Rückenmark (= RM) ist ein Teil des ZNS. Wir erinnern uns:

ZNS = Gehirn + Rückenmark.

Das Rückenmark ist dem Gehirn anatomisch und funktionell untergeordnet. Das Rückenmark ist anatomisch in eine graue Substanz und in eine weiße Substanz gegliedert.

Die graue Substanz erfüllt die Eigenfunktion des Rückenmarkes. Die graue Substanz ist das eigentliche Reflexorgan.

Die weiße Substanz besteht aus Leitungsbahnen.

Auf den afferenten sensiblen Fasern werden die Impulse der Tiefensensibilität und der Oberflächensensibilität zum Gehirn geleitet.

Die efferenten motorischen Fasern bringen bewusste (Pyramidenbahn) und unbewusste (EPMS) Impulse über das Rückenmark zu den Muskeln der Peripherie.

Analog zum Gehirn wird das Rückenmark ebenfalls von drei Schutzhüllen umgeben:

1. **Pia mater**
2. **Arachnoidea**
3. **Dura mater**

Die Arachnoidea ist reichlich von Blutgefäßen durchzogen. Diese Blutgefäße versorgen Hirnhäute und Nervenzellen mit Sauerstoff.

Der **Liquor cerebrospinalis** befindet sich zwischen Pia mater und Arachnoidea (im sogenannten Subarachnoidalraum) und im Zentralkanal (= kleiner Kanal mitten im Rückenmark). Eine der Hauptfunktionen des Liquor cerebrospinalis besteht in der Abpufferung des Rückenmarkes bei Stößen.

Die graue Substanz des Rückenmarkes ist das eigentliche Reflexorgan. Die graue Substanz nimmt somit die Eigenfunktion des Rückenmarkes wahr. Diese graue Substanz besteht in der Hauptsache aus 3 Teilen:

1. **Nervenzellen**

2. **Nervenfasern (marklos)**

3. **Gliazellen**

Die graue Substanz hat im Rückenmarksquerschnitt die Form eines „**Schmetterlings**". Nach ventral (vorne) weisen die sogenannten Vorderhörner. Hier liegen zum Beispiel die Motoneurone. Nach dorsal (hinten) weisen die Hinterhörner. Hier treten die sensiblen Fasern in das Rückenmark ein. In der Medianebene liegt der Zentralkanal.

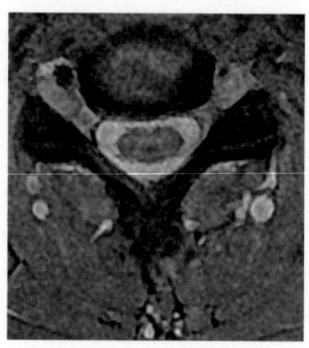

Abb. 7

MR - Darstellung des Rückenmarkes in Höhe der
Halswirbelsäule (HWS) („**Schmetterling**" intramedullär eben
erkennbar; Zentralkanal nicht erkennbar)

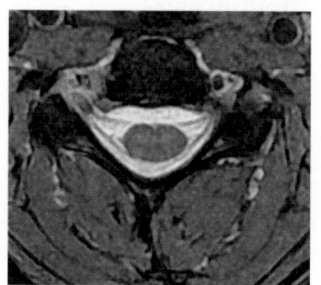

Abb. 8

MR – Darstellung des RM in Höhe der HWS mit Erfassung
der Nervenwurzelbereiche und intraforaminalen
Nervenanteile (gut erkennbar: Radix anterior und Radix
posterior sowie intraforaminales Ganglion links)

Die weiße Substanz besteht aus Leitungsbahnen. Die Funktion der weißen Substanz ist entsprechend die Leitungsfunktion der Impulse. Die weiße Substanz besteht in der Hauptsache aus markhaltigen Nervenfasern (Myelin ist weiß).

Die wichtigsten Leitungsbahnen der weißen Substanz sind die folgenden:

1. **Hinterstrangbahn**

   • Gleichgewicht

   • Oberflächensensibilität

2. **Pyramidenbahn**

   • efferente motorische Fasern (<u>bewusste</u> Impulse)

3. **Vorderseitenstrangbahn**

   • Tiefensensibilität

4. **Bahn des EPMS**

   • efferente motor. Fasern (<u>unbewusste</u> Impulse)

Die graue Substanz des Rückenmarkes nimmt die Eigenfunktion des RM wahr. **Die graue Substanz ist ein Reflexorgan** (reflectere, reflexum = rückwärts biegen).

Ein **Reflex** ist ein physiologisch unwillkürlich und regelhaft ablaufender Vorgang als Antwort auf einen Reiz (z. B. Patellarsehnenreflex = PSR). Ein solcher Reflexbogen besteht aus folgenden 5 Teilen:

1. Rezeptor

2. afferenter Nerv

3. zentrale Synapse im Rückenmark

4. efferenter Nerv

5. Erfolgsorgan

Ein **Eigenreflex** ist ein Reflex, bei welchem Reizort und Erfolgsorgan identisch sind: z. B. der Patellarsehnenreflex (PSR) (Auslösung: Schlag auf die Sehne des Musculus quadriceps femoris unterhalb der Patella; Effekt: Streckung im Kniegelenk; beteiligte Segmente sind die Segmente L2 und L4: Nervus femoralis).

Ein **Fremdreflex** ist ein Reflex, bei dem Reizort und Erfolgsorgan nicht identisch sind: z. B. Kornealreflex (Auslösung: Betupfen der Kornea; Effekt: Lidschluß; Segment: Nervus trigeminus – 1. Ast -).

Ein **monosynaptischer Reflex** ist ein Reflex, bei dem nur eine einzige Synapse am Reflexbogen beteiligt ist.

Ein **polysynaptischer Reflex** ist ein Reflex, bei dem mehrere Synapsen am Reflexbogen beteiligt sind.

Eine Steigerung der Eigenreflexe führt zum **Klonus** (z. B. Patellarklonus). Man unterscheidet einen erschöpflichen (bei der Prüfung verebbenden) und einen unerschöpflichen (bei der Prüfung rhythmisch weiterschlagenden) Klonus. Der unerschöpfliche Klonus ist ein sicheres Pyramidenbahnzeichen.

14.2. Funktionen des Rückenmarkes

Das Rückenmark hat im Wesentlichen 2 Funktionen:

1. **Eigenfunktion des Rückenmarkes**
2. **Leitungsfunktion des Rückenmarkes**

Sensibilität ist die Wahrnehmung bzw. Aufnahme von Reizen durch spezialisierte Rezeptoren und Weiterleitung der (in „Nervensprache") transformierten Signale über afferente Nervenleitungen zur sensiblen Hirnrinde.

Man klassifiziert die **Sensibilität** wie folgt:

1. propriozeptive Sensibilität

   (**Propriozeption** = Binnenwahrnehmung)

   • Gelenkstellung im Raum
   • Informationen von Muskelspindeln
   • Informationen von Gelenkrezeptoren

2. exterozeptive Sensibilität

   (**Exterozeption** = Außenwahrnehmung)

   a. **protopathische** Sensibilität (grober Anteil der Sensorik)
      • Schmerz
      • Temperatur

   b. **epikritische** Sensibilität (genauer Anteil der Sensorik)
      • Druck
      • Tastwahrnehmung
      • Berührungswahrnehmung

Merke: grob vereinfachend können der Begriff „epikritisch"
mit dem Wortinhalt „fein" und der Begriff protopathisch mit
dem Wortinhalt „grob" gleichgesetzt werden. Der Begriff
„epikritisch" meint zum Beispiel, dass der Informationsinhalt
einer Tastinformation so exakt ist, dass eine Unterscheidung
von 2 Punkten (= „Zwei – Punkt – Diskrimination") möglich
ist. „Protopathisch" würde demgemäß bedeuten, dass eine
Tastinformation nur sehr grob ist und eine „Zwei – Punkt –
Diskrimination" nicht zulässt.

Das Rückenmark hat 3 sensible afferente Leitungsbahnen:

1. Vorderseitenstrangbahn

Die Vorderseitenstrangbahn leitet die Informationen der
Tiefensensibilität (z. B. Kraftsinn, Lagegefühl). Zielorte für die
Informationsimpulse sind: Großhirnrinde, Kleinhirn und
andere Hirngebiete.

2. Hinterstrangbahn

Die Hinterstrangbahn leitet Informationen

a.   des Gleichgewichtes (Zielort: Kleinhirn)

   und die Informationen

b.   der Oberflächensensibilität (Schmerz, Temperatur)

   (Zielort: Thalamus)

Das Rückenmark hat 2 motorische efferente
Leitungsbahnen:

1. Pyramidenbahn

Die Pyramidenbahn leitet fast alle willkürlichen Befehle vom
Gehirn zur Peripherie. Die Pyramidenbahn hat 2 Neurone (1.
Neuron reicht vom Gyrus praecentralis bis zum Rückenmark,
das 2. Neuron reicht vom Rückenmark bis zur peripheren
Muskulatur).

2. Bahnen des EPMS

Diese Bahn leitet die Befehle für die unwillkürlichen
Bewegungen.

Eine Schädigung der Pyramidenbahn (z. B. Unfall, Tumor)
führt zu folgenden Symptomen:

1. **spastische Lähmung**

2. **Hyperreflexie**

3. **positive Pyramidenbahnzeichen**

15. Somato – sensible Systeme

Ein **Sinnesorgan** besteht aus 2 Hauptteilen:

1. **Rezeptor**

2. **Hilfseinrichtung** (Anteile anderer Gewebe)

Sensibilität heißt Empfinden mittels eines Sinnesorganes.

Die Begriffe „sensorisch" und „sensibel" werden durchaus häufiger synonym verwendet (das heißt bedeutungsgleich). Die medizinische Sprache verwendet allerdings „sensorisch" mehr im Sinne von Sehen, Hören, Riechen und Schmecken.

Zu dem somato-sensiblen System (soma = Körper) zählen Rezeptoren, deren adäquater Reiz eine der folgenden Sinnesmodalitäten beinhaltet:

Die **Sinnesmodalitäten** für die Oberflächensensibilität sind:

1. **Berührung**

2. **Druck**

3. **Vibration**

4. **Temperatur**

5. **Schmerz**

Die zugehörigen Rezeptoren haben entsprechend differenzierte Namen:

- **Mechanorezeptoren** (für Berührung, Druck, Vibration)
- **Thermorezeptoren** (für Temperatur)
- **Nozizeptoren** (für Schmerz)

Die **Tiefensensibilität** wird über entsprechende anatomische Strukturen (Muskelspindeln, Sehnenorgane) vermittelt. Die hier implementierten Rezeptoren heißen **Propriorezeptoren**.

Die Propriorezeptoren (proprius = selbst) werden durch Dehnungsreize des Bewegungsapparates selbst erregt. Die Propriorezeptoren messen die Gelenkstellungen und die Muskeldehnungen. Deshalb sind die Propriorezeptoren in Muskeln, Sehnen und Gelenkkapseln gelegen. Die Leistung der Propriorezeptoren ist die Informationsübertragung für die Tiefensensibilität.

Die Oberflächensensibilität wird hingegen durch die Hautrezeptoren erfasst (z. B. Mechanorezeptoren, Thermorezeptoren, Nozizeptoren).

Die sensiblen Reize (der Oberflächensensibilität und der Tiefensensibilität) betreten via Spinalganglion das Rückenmark über die Hinterwurzel (= Radix posterior). Die zentrale Weiterleitung dieser sensiblen Reize erfolgt über:

• die **Vorderseitenstrangbahn**

(= Tractus spinothalamicus). Die Umschaltung erfolgt teilweise in Höhe des Hinterhornes. Dann erfolgt die Kreuzung zur Gegenseite auf Höhe des Rückenmarksegmentes.

• die **Hinterstrangbahn**

(= Funiculus posterior). Die Leitung erfolgt zunächst auf derselben Seite. Die Umschaltung erfolgt erst in der Medulla oblongata. Hier erfolgt dann auch die Kreuzung zur Gegenseite.

Die sensiblen Impulse gelangen über Vorderseitenstrangbahn bzw. Hinterstrangbahn zuletzt gemeinsam auf der Gegenseite zum Thalamus und von dort zum Gyrus postcentralis. An der Leitung sind jeweils drei Neurone beteiligt.

Temperaturempfindungen und Schmerzempfindungen werden nur über die Vorderseitenstrangbahn geleitet. Die Vorderseitenstrangbahn ist auch für viszerale Schmerzempfindungen zuständig, so dass viszerale Schmerzen oft in den entsprechenden Hautarealen (!) mitempfunden werden (sogenannte **Headsche Zonen**).

Muskelspindelsignale und Sehnenspindelsignale, die über die Propriozeptoren erfasst werden, können sich auch ohne zentrale Verarbeitung in Höhe des Rückenmarkes auswirken und dort Reflexe auslösen, die immer dann auftreten, wenn rasche Änderungen der Körperlage und der Körperhaltung ausgeglichen werden müssen. Diese **segmentale Informationsverarbeitung** bleibt auch bestehen, wenn die Verbindungen zum Gehirn verlorengehen: z. B. bei Durchtrennung des Rückenmarkes (Rückenmarkquerschnitts - Syndrom).

Der **Dehnungsreflex** (Muskelspindel) sorgt bei Muskeldehnung für eine reflektorische Kontraktion.

Der **Sehnenspindelreflex** (Sehnenspindel) sorgt bei Muskelkontraktion für eine reflektorische Dehnung.

16. Sensorische Systeme

Zu den **sensorischen Systemen** gehören:

1. das **Gleichgewichtssystem**
2. das **auditorische System** (audire = hören)
3. das **Sehsystem**

16.1. Gleichgewichtssystem

Das sogenannte **Innenohr** besteht aus einem flüssigkeitsgefüllten Hohlraum - und Gangsystem. Dieses Hohlraum – und Gangsystem erhält seine Form von:

1. der **knöchernen Labyrinthkapsel**

   und

2. dem **häutigen Labyrinth**

Die knöcherne Labyrinthkapsel (labyrinthos = Irrgang) gibt die Form des flüssigkeitsgefüllten Hohlraum – und Gangsystems vor.

Das häutige Labyrinth befindet sich in dem knöchernen Labyrinth.

Die Flüssigkeit, mit der das häutige Labyrinth gefüllt ist, heißt **Endolymphe**.

Die Flüssigkeit, die sich zwischen dem häutigen Labyrinth und dem knöchernen Labyrinth befindet, heißt **Perilymphe**.

Die wichtigsten Einzelteile des knöchernen Labyrinthes sind:

1. **Cochlea**   (= Schnecke)

2. **Vestibulum**   (= Vorhof)

    • mit Sacculus   (= Säckchen)

3. **drei Bogengänge**

    • mit Utriculus   (uter = Schlauch)

Die 3 Bogengänge stehen <u>senkrecht</u> zueinander und können so in etwa die 3 Raumrichtungen nachbilden.

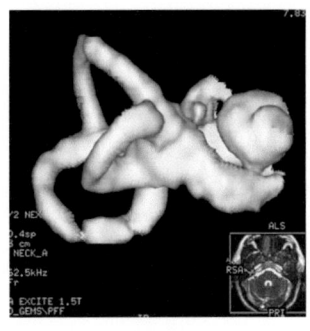

Abb. 9

MR-Darstellung des Innenohres mithilfe
des sog. volume rendering (Methode zur Ober-
flächendarstellung)

In Abbildung 9 kann man gut insbesondere den Anteil der
Schnecke und die drei Bogengänge, die senkrecht
zueinander stehen, identifizieren.

Das Gleichgewichtsorgan (= **Vestibularapparat**; vestibulum
= Vorhof) ist ein Teil des Innenohres. Das
Gleichgewichtsorgan besteht aus folgenden Teilen:

1. **Sacculus** (= Säckchen)

2. **Utriculus** (= Schläuchelchen)

3. **Bogengänge**

Die Rezeptorfelder von Sacculus und Utriculus sind die **Maculae staticae** (macula = Fleck; staticus = bewegungslos, statisch). Die Maculae staticae reagieren auf Linearbeschleunigung.

Die Rezeptorfelder der Bogengänge sind die **Cristae ampullares** (crista = Leiste, Kamm; ampulla = bauchiges Gefäß, Kolben). Die Cristae ampullares sind auf Winkelbeschleunigung spezialisiert.

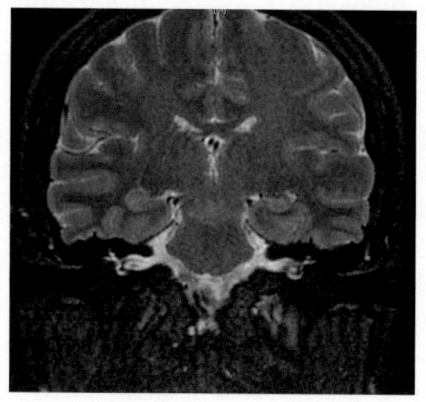

Abb. 10

MR-Darstellung (Coronarebene) des inneren Gehörganges beiderseits, in dem jeweils der rechte und linke Nervus vestibulocochlearis verlaufen. (Ansatzweise sind auch die Bogengänge beiderseits erkennbar)

Die gewonnenen sensiblen Reize werden über den **Nervus vestibulocochlearis** (= VIII. Hirnnerv) vermittelt (siehe Abbildung 10) und erreichen den **Nucleus vestibularis** (vestibulum = Vorhof). Die sensorischen Impulse des Gleichgewichtorgans gelangen meist nicht im Gehirn zum Bewusstsein, sondern werden auf Hirnstammebene reflektorisch verschaltet.

Die Efferenzen aus den **Vestibulariskernen** gehen u. a.:

1. zum Kleinhirn

2. zu den Augenmuskelkernen

3. zu den motorischen Kernen der Nackenmuskeln

4. nach spinal zur Tonisierung der Strecker des Stammes (Tractus vestibulospinalis lateralis: Schwerkraft!)

5. über den Thalamus zur zentralen Repräsentation

16.2. Auditorisches System (Hör-System)

Auditorisches System (audire = hören) ist ein anderer Name für das Hörsystem. Das Sinnesepithel der Gehörschnecke (= Cochlea) heißt auch **Corti – Organ**. Die Rezeptoren des auditorischen Systems sind die <u>Haarzellen</u> des Corti - Organ.

Die Informationen, die über das Corti – Organ in der Cochlea gewonnen werden (Hör – Informationen) gelangen ebenfalls (siehe Abb. 9 + 10) über den **Nervus vestibulocochlearis** (= VIII. Hirnnerv) zum **Nucleus cochlearis** und zur **oberen Olive** (Teil der Medulla oblongata). Das zweite Neuron dieser Informationsleitung führt nach Kreuzung zur Gegenseite zum **unteren Vierhügel** (Teil des Mittelhirns). Das dritte Neuron führt zum **medialen Kniehöcker** (Teil des Thalamus). Im medialen Kniehöcker entspringt die **Hörstrahlung**, die zum Cortex (= Hirnrinde) zieht. Das Hörzentrum liegt im Temporalteil der Hirnrinde (die sogenannte **Heschl - Querwindung**). Die Efferenzen gehen in andere Rindenregionen.

Corti – Organ: Es handelt sich um ein Eponym (Bezeichnung, die auf einen Personennamen zurückgeht), das nach dem italienischen Arzt A. Corti (1822 – 1876) benannt ist.

Heschl-Querwindung: Es handelt sich um ein Eponym, das nach dem Wiener Pathologen Richard L. Heschl (1824 – 1881) benannt ist.

16.3. Sehsystem

Die Rezeptoren des **Sehsystems** sind die Fotorezeptoren der Retina (= Netzhaut). Die Informationen gelangen von hier über den **Nervus opticus** (= II. Hirnnerv) zum **Chiasma opticum** (chiasma = x – förmige Kreuzung).

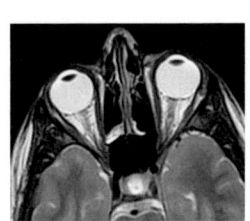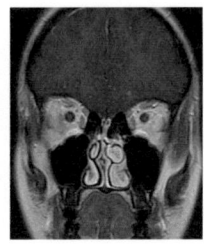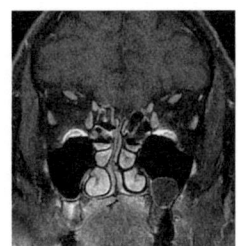

Abb. 11

Darstellung der Augenhöhlen bds. mit Nervus opticus einschließlich der Augenmuskeln

Im Bereich des Chiasma opticum kreuzen die Nervenfasern des Sehnerven aus den nasalen Retinahälften zur Gegenseite. Die Seh-Information gelangt weiter über den rechten und linken **Tractus opticus** zum jeweiligen **lateralen Kniehöcker** (Teil des Thalamus). Hier beginnt die **Sehstrahlung**, die in der **Area striata** (area = Fläche, Feld; striatus = gestreift) unter – und oberhalb der **Fissura calcarina** endet (fissura = Spalte; calcar = Sporn).

Efferenzen gehen von der Sehrinde zu den Kernen der Augenmuskeln. **Die Augen stehen ebenfalls unter dem Einfluss des Gleichgewichtssystems.**

17. Literatur

Neuroanatomie, Martin Trepel, 4. Auflage 2008, Elsevier GmbH, Urban und Fischer Verlag, ISBN 978 - 3 - 437 - 41298 -1

Fotoatlas Neuroanatomie, Thomas Deller, Tamás Sebestény, 1. Auflage 2007, Elsevier GmbH, Urban und Fischer Verlag, ISBN 978 - 3 - 437 - 41213 - 4

Geist & Gehirn 1 - 4 (Doppel-DVDs), Professor Dr. Dr. Manfred Spitzer, ASIN (= Amazon Standard Identifikationsnummer): B000MVXQHG Jokers Edition 2009; ferner erschienen: Geist und Gehirn 5 (ASIN: B001JIV87G), 6 (ASIN: B00389AQRM) und 7 (ASIN: B0044RX78C).

Pschyrembel, Klinisches Wörterbuch, 262. Auflage, by Walter de Gruyter GmbH & Co. KG, 2296 Seiten, neu bearbeitete Auflage (26. Juli 2010), **ISBN-10:** 3110211521 und **ISBN-13:** 978-3110211528.

Das Nervensystem, Eine programmierte Unterweisung, Institut für wissenschaftliche Lehrmethoden, Jens Uwe Martens, München, Hippokrates Verlag GMBH, Stuttgart, ISBN 3 7773 0363 1, 1974

Farbatlanten der Medizin, Bd. 5, Nervensystem, von Frank H. Netter, u. Günter Krämer, Thieme, Stuttgart (1987), ISBN - 10: 3135244016 und ISBN - 13: 978 - 3135244013.

Duden 05. Das Fremdwörterbuch. Auflage 10, aktualisiert vom 15. September 2010, **ISBN-10:** 9783411040605, **ISBN-13:** 978-3411040605, **ASIN:** 3411040602

18. Kleines Wörterbuch

In Klammern stehen nähere Hinweise auf die Herkunft des jeweiligen Wortes oder die Art und Weise, wie ein Wort beziehungsweise eine sprachliche Ausdrucksform (zum Beispiel bei Akronymen) gebildet wurde. Zu berücksichtigen ist auch, dass einzelnen deutschen medizinischen Begriffen sowohl eine lateinische als auch eine griechische Herkunft zugeordnet werden kann (zum Beispiel: forma und morphos = Gestalt, Form). Sonderzeichen (z. B. in der griechischen Sprache) wurden nicht extra berücksichtigt, da sie eher verwirren.

Akr.	Akronym (das heißt, ein künstliches Wort, das aus den Anfangsbuchstaben mehrerer Wörter zusammengesetzt wurde; z. B.: KFZ für Kraft-Fahr-Zeug)
fr.	aus dem Französischen
lat.	aus dem Lateinischen
gr.	aus dem Griechischen
Syn.	Synonym (das heißt, ein Wort, das dieselbe Bedeutung hat wie ein anderes)
Epo.	Eponym (Gattungsbezeichnung, die mit einem Personennamen versehen ist)
ppp.	Partizip Perfekt Passiv
wörtl.	wörtliche Übersetzung
s. d.	siehe dort

A

a - (gr.)	nicht -, un – (als Vorsilbe)
abducere (lat.)	wegführen
abducens (lat.)	wegführend
abstrahere (lat.)	abziehen; hierzu: abstrakt
abstrakt	abgezogen; ohne direkten Realitätsbezug (von der Realität abgezogen)
accessorius (lat.)	hinzutretend, akzessorisch
Acetylcholin	sog. Neurotransmitter, der an den Nervenendigungen bei Impulsweitergabe frei wird.
Achsenzylinder	= Neurit, Axon (siehe dort)
Adiuretikum	Mittel, das den übermäßigen Harzfluss hemmt
Adiuretin	Hormon, das im Hypothalamus gebildet wird (= Vasopressin)
adrenerge Fasern	von Adrenalin; Fasern, deren Hauptüberträgerstoff (Sympathikus) an den postganglionären Synapsen Noradrenalin ist
afferens (lat.)	hintragend, zuführend
Afferenz	hier: Leitungsbahn, die eine Information herbeibringt
afferre (lat.)	herbeibringen
Aktion	planvolle Unternehmung

Aktionspotential	vorübergehende Änderung des Ruhemembranpotentials einer erregbaren Zelle (durch Depolarisation: siehe dort)
Akustik	Lehr vom Schall, Lehre von den Tönen
akustisch	die Akustik, das Hören betreffend
Alveolen	Lungenbläschen
Amin	Kunstwort aus Ammoniak und - in
Amino -	Wortbildungselement mit der Bedeutung für organische Verbindungen: „die Aminogruppe enthaltend".
Ammoniak	nach der Ammonsoase, heute Siwa, in Ägypten, wo dieses Salz gefunden wurde
ampulla (lat.)	bauchiges Gefäß, Kolben
analog	entsprechend
anatemnein (gr.)	aufschneiden, zerschneiden
Angio – (gr.)	Wortteil mit der Bedeutung „Gefäß"
Angiographie	Gefäßdarstellung
animal (lat.)	Tier
animalisch	das Tier betreffend
ANS (Akr.)	Animalisches Nervensystem
Antagonismus	gegeneinandergerichtete Wirkungsweise
anterior (lat.)	vordere, vorderes, vorderer

Aquädukt	von aquae ducere (lat.) „die Wasser führen"; altrömisches steinernes Bauwerk mit Rinne, in der das Wasser für die Versorgung der Bevölkerung weitergeleitet wurde
arachnoidea (gr.)	Spinnwebenhaut (eine Hirnhaut)
area (lat.)	Fläche
arteria (lat.)	Blutgefäß, das sauerstoffreiches Blut leitet; eingedeutscht: Arterie
associare (lat.)	vereinigen, zugesellen
Assoziation	Vereinigung, Zusammenschluss
audire (lat.)	hören
auditorisches System	Hörsystem, Hören
autonom (gr.)	selbständig, unabhängig, „nach eigenen Gesetzen lebend"
axial	in der Richtung der Körperachse
axiale Schnitte	Bildschnitte vom Kopf in Richtung Füße
axon (gr.)	Achse
Axon	Achsenzylinder, Neurit

B

Bifurkation	hier: Gefäßaufzweigung bzw. Gefäßgabelung
Bronchie	Luftröhrenast

110

Bronchien	Luftröhrenäste

C

calcar (lat.)	Sporn
calcarinus (lat.)	spornförmig
callosus (lat.)	harthäutig, dickhäutig
carotis (gr.)	Hauptschlagader
centralis (lat.)	in der Mitte befindlich;
	siehe auch Zentrum
centrum (lat.)	Mittelpunkt; siehe auch Zentrum
cerebellum (lat.)	Kleinhirn (eigentl. "kleines Gehirn")
cerebrospinalis	zu Gehirn u. Rückenmark gehörend
cerebrum (lat.)	Hirn, Großhirn; Gehirn
Chemie	Naturwissenschaft, welche die
	Eigenschaften, Zusammensetzung
	und Umwandlung der Stoffe erforscht
Chiasma	Überkreuzung
Chiasma opticum	Sehnervenkreuzung
cholinerge Fasern	hier ist Acetylcholin der
	Überträgerstoff an den
	präganglionären und
	postganglionären Synapsen
chorioidea (gr.)	Aderhaut des Auges
chorion (gr.)	Haut, Fell

cochlea (lat.)	Schnecke (Teil des Innenohrs)
corona (lat.)	der Kranz
coronare Schnitte	Schnittbilder durch den menschlichen Körper von vorne nach hinten (Aufsicht)
corpus (lat.)	Körper
Corpus callosum	Balken (wörtl.: „dickhäutiger Körper")
cortex (lat.)	„Rinde", äußere Zellschicht eines Organs
Corti – Organ (Eponym)	Sinnesepithel der Gehörschnecke
cortical	den Cortex betreffend (in Zusammensetzungen: cortico -)
crista (lat.)	Leiste
Cristae ampullares	Rezeptorfelder der Bogengänge (reagieren auf Winkelbeschleunigung)
cyto - (gr.)	Zell -; eigentl. von kytos = Höhlung, Bauch, Gefäß

D

Dendriten	Fortsätze, die aus dem Zellkörper von Nervenzellen entspringen (zytoplasmatische Fortsätze)
dendrites (gr.)	baumartig

Depolarisation	Abnahme des intrazellulären negativen Ruhepotentials durch (elektrisch positiv geladenen) Natriumioneneinstrom von außen ins Zellinnere
dextra (lat., weiblich)	rechts
diagnostizieren	eine Krankheit durch Untersuchung feststellen
differenzieren	unterscheiden
diouretikos (gr.)	harntreibend
Diskrimination	hier: Unterscheidung
dorsal	hinten (Gegensatz ventral = vorne)
Dura mater	eine Hirnhaut: „harte" Hirnhaut
durus (lat.)	hart

E

Efferenz	hier: Leitungsbahn, die eine Information weiter – bzw. wegleitet
efferre (lat.)	wegbringen, hinaustragen, wegführen
Eigenreflex	Reflex, bei welchem Reizort und Erfolgsorgan identisch sind
EKG (Akr.)	Elektrokardiogramm (graphische Darstellung des elektrischen Reizleitungssystems des Herzens)
elektrisch	durch elektrischen Strom angetrieben (letztlich auf der Anziehungskraft bzw. Abstoßungskraft geladener Elementarteilchen beruhend)

Elektrolyte	Verbindungen (Säuren, Basen, Salze), die in wässriger Lösung in Ionen zerfallen (siehe: Ionen)
emotional	gefühlsmäßig
encephali	hier: des Gehirns (Genitiv)
Endolymphe	Name der Flüssigkeit, die sich im häutigen Labyrinth befindet
endon (gr.)	innen (als Vorsilbe „endo-„)
enkephalos (gr.)	Gehirn
epikritische Sensibilität	genauer Anteil der Sensorik (z. B. Druck, Tastwahrnehmung, Berührungswahrnehmung)
Epithel	meint: Epithelgewebe = geschlossener Zellverband, der innere oder äußere Körperoberflächen bedeckt (eigtl. gr. „darauf wachsen")
EPMS	extrapyramidalmotorisches System, motorische Bahnen, die außerhalb der Pyramidenbahn ins Rückenmark ziehen
Eponym	Bezeichnung, die auf einen Personennamen zurückgeht
eponymos (gr.)	nach etwas benannt
exo -	außen
Exterozeption	Außenwahrnehmung
exterozeptiv	Reize aufnehmend, die von außerhalb des Körpers kommen: außenwahrnehmend

extra	außerhalb (als Präposition); außen, außerhalb (als Adverb)
extrapyramidal	außerhalb der Pyramidenbahn verlaufend (von pyramis = Pyramide und extra = außerhalb)
Extrazellulärraum	Raum außerhalb der Zelle
Extremität	Gliedmaße (meist im Plural verwandt)
extrinsic (engl.)	äußerlich, von außen; eingedeutscht: extrinsisch

F

facere (lat.)	machen
facialis (lat.)	das Gesicht betreffend
facies (lat.)	Gesicht
factor (lat.)	Macher, Verfertiger
falx (lat.)	Sichel, Sense; hier in der Zusammensetzung Falx cerebri als sichelförmige Bindegewebsplatte, die das Großhirn teilt.
Falx cerebri	siehe bei falx
femoris (lat.)	Genitiv zu femur (s. dort)
Femur	Oberschenkelknochen (eingedeutscht)
femur, oris (lat.)	Oberschenkelknochen
findere (ppp.: fissum) (lat.)	spalten
fissura (lat.)	Spalte
FNV	Finger – Nasen – Versuch

foramen (lat.)	Loch (hier: Neuroforamen)
forma (lat.)	Form, Gestalt
formatio (lat.)	Gebilde
Fremdreflex	Reflex, bei dem Reizort und Erfolgsorgan nicht identisch sind
Frequenz	Anzahl der Herzschläge in der Minute (bei Herzfrequenz)
functio (lat.)	Verrichtung
funiculus (lat.)	dünnes Seil
Funiculus posterior	Hinterstrangbahn

G

Ganglion von gagglion (gr.)	Geschwulst, Überbein; gemeint ist ein Nervenknoten (= Anhäufung von Nervenzellen)
glia (gr.)	Leim (Glia= Kurzform von Neuroglia)
Gliazelle	Hüll – und Stützzelle des Nervensystems (= Neuroglia)
glossa (gr.)	Zunge (lateinischer Begriff: lingua)
Glossar	Wörterverzeichnis mit Erklärungen
glossopharyngeus (lat.)	Zunge und Rachen betreffend
Glycogen	energiereiches Kohlehydrat (in fast allen Körperzellen)
granulum (lat.)	Kernchen (wörtlich), Körnchen
Granulationes arachnoideales	körnchenartige Wucherungen der Arachnoidea (s. Pacchion'sche Granulationen)

granum (lat.)	Kern
graphein (gr.)	ritzen, schreiben
Graphie	Schreibung, Schreibweise; Darstellung
gyros (gr.) und	
gyrus (lat.)	Kreis; hier: Gehirnwindung

H

Headsche Zone (Eponym)	Hautareale, die durch Hautüberempfindlichkeit bzw. Schmerzüberempfindlichkeit Erkrankungen innerer Organe anzeigen können
Hemisphäre	Halbkugel; s. bei hemisphairion
hemisphairion (gr.)	Halbkugel
Herzfrequenz	Anzahl der Herzschläge pro Minute
Heschl'sche Querwindung	Name des Hörzentrums im Temporalteil der Hirnrinde (Heschl'sche Querwindung ist ein Eponym)
HHL (Akr.)	Hypophysenhinterlappen
Histologie	Gewebelehre
histos (gr.)	Gewebe; Webbaum
homo (lat.)	Mensch
homunculus (lat.)	Menschlein
Homunkulus (lat.)	Menschlein (Verkleinerungsform von homo = Mensch).

horman (gr.)	in Bewegung setzen, antreiben, anregen
Hormon	körpereigener Wirkstoff, der von Drüsen mit innerer Sekretion gebildet wird und ins Blut abgegeben wird.
HVL (Akr.)	Hypophysenvorderlappen
HWS (Akr.)	Halswirbelsäule
Hyperreflexie	auslösbare gesteigerte Muskeleigenreflexe in einer (pathologisch) verbreiterten Reflexzone
hypo (gr.)	unter, darunter (hypo – wird als Vorsilbe verwendet: z.B. Hypothalamus)
hypoglossus (gr.)	wörtl.: unter der Zunge
Hypophyse	Hirnanhangdrüse
hypophysis (gr.)	Nachwuchs, Sprössling
Hypoplasie	hier: angeborene Gefäßkaliberschwäche
Hypothalamus	wörtl.: unter dem Thalamus (s. d.)
HZV (Akr.)	Herzzeitvolumen

I

identisch	völlig gleich
impellere (lat.)	anstoßen, stoßend in Bewegung setzen; Partizip Perfekt Passiv von impellere: impulsus
Impuls	Anstoß, Anregung

in	Wortanhängsel männlicher Substantive, die meist Minerale und Gesteine bezeichnen (z.B.: Amin)
Individuum	der Mensch als Einzelwesen
individuus (lat.)	unteilbar
inferior (lat.)	tiefer gelegen
Innervation	Substantiv zu „innervieren"
innervieren	mit Nervenimpulsen versorgen
Insulin	Hormon der Bauchspeicheldrüse
Integration	Einbeziehung, Eingliederung in ein größeres Ganzes
intra (lat.)	innerhalb (meist als Vorsilbe: „intra-„)
intracraniell	hier: intracranielle Arterien: also Arterien, die im Gehirn verlaufen
intraforaminal	im Neuroforamen gelegen
intramedullär	in der Medulla (hier: Rückenmark) gelegen
intramural	innerhalb der Wand (z. B. eines Hohlorgans) gelegen
Intrazellulärraum	Raum innerhalb der Zelle
intrinsic (engl.)	innerlich, von innen; eingedeutscht: intrinsisch
ion (gr.)	wandernd

Ionen	positiv od. negativ geladene Atome od. Moleküle, die sich im elektrischen Feld zur jeweils entgegengesetzt geladenen Stelle (Elektrode) bewegen
Iris	Regenbogenhaut des Auges
Isolierung	hier: Materialfunktion (der Gliazellen), die gegen die Störung an elektrischer Leitung schützt

J

K

Kalium	chemisches Element, das in der Natur in der Regel nur in Verbindungen vorkommt
karyon (gr.)	Kern, Nusskern
Kategorie	Gruppe, in die etwas eingeordnet wird
Kernspintomographie	Diagnoseverfahren, das sehr exakte anatomische Informationen mit Hilfe von sog. Schnittbildern liefert
Klassifikation	das Einordnen, die Einteilung
Klonus	rasch aufeinander folgende Muskelzusammenziehungen (die als krampfartige Muskelzuckungen auffallen)
Kohle(n)hydrat	organische Verbindung, die aus Kohlenstoff, Sauerstoff und Wasserstoff zusammengesetzt ist

konstant	gleichbleibend
kontinuierlich	stetig, durchlaufend (hier: Gegensatz zu saltatorisch)
kontrahieren	zusammenziehen
konzentriert	einen gelösten Stoff in großer Menge enthaltend
Koordination	das harmonische Zusammenwirken der Muskeln bei der Bewegung
Kornea	Hornhaut des Auges
Kortex	siehe bei cortex; hier: Hirnrinde
krino (gr.)	ich scheide aus
Kriterium	unterscheidendes Merkmal

L

Labyrinth	Teile des Gehör – und Gleichgewichtsorgans, die in der Felsenbeinpyramide untergebracht sind
labyrinthos (gr.)	Irrgang
limbus (lat.)	Rand, Saum
Lipide	weitgehend wasserunlösliche Verbindungen (Fette) in Zellen und Organismen
lipos (gr.)	Fett, Öl
Liquor (lat.)	Flüssigkeit; hier: Gehirn–Rückenmark-Flüssigkeit

logos (gr.)	Lehre

M

macula (lat.)	Fleck
Maculae staticae	Rezeptorfelder von Sacculus und Utriculus (reagieren auf Linearbeschleunigung)
makro (gr.)	lang, langdauernd; groß
mater (lat.)	Mutter
median	in der Mittellinie eines Körpers oder Organs gelegen (z. B.: Medianschnitt)
Mechanorezeptor	Rezeptor, der auf Berührung, Druck oder Vibration anspricht
medulla (lat.)	Mark (hier: Rückenmark)
Medulla oblongata	verlängertes Rückenmark
Membran	sehr dünne Haut, die für verschiedene Stoffe durchlässig sein kann
membrana (lat.)	zarte Haut
Mikroskop	Gerät, mit dem man sehr kleine Objekte vergrößert sehen kann
Miktion	Blasenentleerung
Millivolt	ein Tausendstel Volt (siehe: Volt)
molécule (fr.)	kleine Masse
moles (lat.)	Masse
monosynaptisch	nur eine einzige Synapse ist (am Reflexbogen) beteiligt

Morphologie	Wissenschaft von der Gestalt und dem Bau des Menschen
morphos (gr.)	Form, Gestalt
motare (lat.)	hin – und her bewegen
Motorik	Gesamtheit der willkürlichen aktiven Muskelbewegungen; siehe: motorius
motorisch	die Motorik (Bewegung) betreffend
motorius (lat.)	voll Bewegung, lebhaft
MR-Angiographie	Gefäßdarstellung mittels Kernspintomographie (s. dort)
MRT (Akr.)	Magnetische Resonanz Tomographie (es handelt sich um ein Akronym; siehe auch unter Akronym).
muralis (lat.)	zur Mauer gehörig
murus (lat.)	Mauer
musculus (lat.)	Muskel
Myelin	diese Substanz (zu ca. 70% Fette u. ca. 30% Eiweiße) bildet die isolierende Myelinscheide von Axonen
myelos (gr.)	Mark

N

nasal	zur Nase gehörend
nasus (lat.)	die Nase
Natrium	chemisches Element, das im Körper vorkommt

Nerv	anatomische Struktur, die aus parallel verlaufenden, bindegewebig umhüllten Fasern besteht und der Reizleitung vom Gehirn zu den übrigen Organen dient
nervus (lat.)	Sehne, Saite
Neurit	jeder Nervenfortsatz (i. weitesten Sinne)
neurites (gr.)	sehnig, nervig
neuro -	Wortbildungselement mit der Bedeutung „Nerv-„ oder „Nervengewebe"
Neuroforamen	wörtlich: Nervenloch
Neurohormon	Hormon (siehe dort), das im Hypo-Thalamus gebildet wird
Neuron	kleinste funktionelle Einheit des Nervensystems
Neurotransmitter	chemische Substanz, die einen Nervenimpuls im Nervensystem weiterleitet
nocere (lat.)	schmerzen, schaden
Noradrenalin	Neurotransmitter, der als Hauptüberträgerstoff des Sympathikus an den postganglionären Synapsen fungiert
Nozizeptor	Schmerzsinneszelle, Schmerzrezeptor (Wortzusammensetzung aus nocere und Rezeptor)
NS (Akr.)	Nervensystem

Nucleus (lat.)	Kern

O

Oberflächensensibilität	Sensibilität, die bestimmte Sinnesmodalitäten betrifft: Berührung, Druck, Vibration, Temperatur, Schmerz
oblongatus (lat.)	verlängert
oblongus (lat.)	länglich
oculomotorius (lat.)	augenbewegend
oculus (lat.)	Auge
olfactare (lat.)	an etwas riechen
olfactorius (lat.)	riechend
oliva (lat.)	Olive
Olive	anatomisch olivenförmige Vorwölbung im oberen Bereich der Medulla oblongata (entspricht dem Nucleus olivaris inferior)
opticus (lat.)	das Sehen betreffend
nervus opticus (lat.)	Sehnerv
optisch	das Sehen betreffend
Organismus	gesamtes System der Organe; Lebewesen
organum (lat.)	Werkzeug; Musikinstrument
oxy (gr.)	scharf, sauer; Sauerstoff enthaltend, Sauerstoff brauchend

Oxytocin	Hormon, das im Hypothalamus gebildet wird und die Uterusmuskulatur bei einer Geburt zu Kontraktionen anregt [siehe auch: „oxy" und „tokos"]

P

Pacchioni, Antonio	Anatom, Rom, 1665 – 1726
Pacchion'sche Granulationen	körnchenartige Wucherungen der Arachnoidea (Eponym: Pacchion'sche Granulationen)
para (lat.)	neben
Parasympathikotonus	Erregungszustand des Parasympathikus
Parasympathikus	Teil des vegetativen Nervensystems, der entgegengesetzt dem Sympathikus wirkt
parasympathisch	den Parasympathikus betreffend
patella (lat.)	Kniescheibe
Patellarsehne	Sehne unterhalb der Kniescheibe
pathologisch	krankhaft
pathos (gr.)	Leiden
peri - (gr.)	um ... herum
Perikaryon (gr.)	„um den Kern herum", Zellkörper der Nervenzelle
Perilymphe	Name der Flüssigkeit, die sich zwischen knöchernem und häutigem Labyrinth befindet

peripher	hier: in den äußeren Zonen des Körpers liegend
periphereia (gr.)	„das Herumgehen, Umlauf"; Umfangslinie bes. des Kreises
Peripherie	Substantiv zu „peripher": äußere Zonen des Körpers
pharyngeus (gr.)	Rachen
physiologisch	die Lebensvorgänge im Organismus betreffend
Pia mater	eine Hirnhaut: weiche (eigtl. fromme) Hirnhaut
pius (lat.)	fromm
plasma (gr.)	das Geformte
plexus (lat.)	Geflecht
Plexus chorioideus	Adergeflecht (in die Hirnventrikel eingestülpte Anteile der Pia mater)
PNS (Akr.)	Peripheres Nervensystem
polysynaptisch	mehrere Synapsen sind (am Reflexbogen) beteiligt
pons (lat.)	Brücke
post (lat.)	nach, hinter (bei zusammengesetzten Wörtern vorangestellt)
postcentralis (lat.)	hier: hinter dem Sulcus centralis gelegen
posterior (lat.)	hintere, hinteres
postganglionäre Fasern	Fasern des 2. efferenten Neurons vom Ganglion bis zum Erfolgsorgan („hinter" dem Ganglion)

Potential	Begriff aus der Elektrizitätslehre zur Charakterisierung eines elektrischen Feldes
prae (lat.)	vor (bei zusammengesetzten Wörtern vorangestellt)
praecentralis (lat.)	hier: vor der Zentralfurche gelegen
präganglionäre Fasern	Fasern des 1. efferenten Neurons vom vegetativen Zentrum oder Kern bis zum Ganglion („vor" dem Ganglion)
premere (lat.)	drücken, pressen (Partizip Perfekt Passiv ist: pressus)
pressus (lat.)	siehe auch premere
proiecto (lat.)	das Hervorwerfen
Profil	Seitansicht (z. B. eines Gesichts)
Projektionsfeld	Hirnrindenareale, die einzelnen, ganz bestimmten (z. B. motorischen) Funktionen zugeordnet sind
Propriorezeptoren	Rezeptoren, die durch Dehnungsreize des Bewegungsapparates selbst erregt werden
Propriozeption	Binnenwahrnehmung
propriozeptiv	Wahrnehmungen aus dem eigenen Körper vermittelnd: binnenwahrnehmend
proprius (lat.)	selbst

Protein	Eiweiß (Makromolekül bzw. einfacher Eiweißkörper, der nur aus Aminosäuren aufgebaut ist)
Proteine	Eiweiße
proteios (gr.)	erstrangig
Proteohormon	Hormon, das aus Protein (Eiweiß) besteht
protopathische Sensibilität	grober Anteil der Sensorik (z. B. Schmerz, Temperatur)
protos (gr.)	erster; hieraus das Wort „Protein": nach der irrtümlichen Annahme, dass die Eiweißkörper auf einer einzigen Grundsubstanz basieren
PSR (Akr.)	Patellarsehnenreflex
Psychomotorik	alle Bewegungsvorgänge, die durch psychische Vorgänge beeinflusst werden (Adjektiv hierzu: psychomotorisch)
Puls	Blutwelle, die durch den Herzschlag an der Gefäßwand anschlägt (zur Ermittlung der Herzfrequenz nutzbar)
Pupille	das kreisrunde Sehloch, das Loch in der Iris des Auges
Pyramidenbahn	größte absteigende (efferente) motorische Leitungsbahn, welche die Motoneurone des Vorderhorns mit Impulsen versorgt

Pyramidenbahnzeichen	Symptome, die bei Läsion des 1. motorischen Neurons (Pyramidenbahn) auftreten [z. B.: zentrale Lähmung, pathologisches Fremdreflexe, Hyperreflexie, unerschöpflicher Klonus)
pyramis (gr.)	Pyramide

Q

quadriceps (lat.)	vierköpfig

R

radix (lat.)	Wurzel
radix anterior	vordere Nervenwurzel
radix posterior	hintere Nervenwurzel
Reaktion	planvolle Unternehmung, die durch etwas vorausgegangenes hervorgerufen wird
recipere (lat.)	empfangen
reflectere (lat.)	rückwärts biegen (hiervon Reflex)
Reflex	unwillkürlich und regelhaft ablaufender Vorgang als Antwort auf einen Reiz (eine Information)
release von	
to release (engl.)	freisetzen
releasing (engl.)	freisetzend (entsprechend; siehe to release)

releasing factor	Faktor, der zur Freisetzung (z. B. von Hormonen) führt
rete (lat.)	Netz
reticularis (lat.)	netzartig (in Zusammensetzungen: reticulo -)
Retina	Netzhaut (hier: Netzhaut des Auges)
Rezeptor	spezialisierte Nervenzelle, die für die Aufnahme von Reizen (Informationen) zuständig ist
rhythmisch	hier: regelmäßige, periodische Wiederkehr von Muskelkontraktionen
ruber (lat.)	rot
Ruhepotential	eigentlich Ruhemembranpotential = Potential nicht erregter Muskel – und Nervenzellen

S

sacculus (lat.)	Säckchen
sagitta (lat.)	der Pfeil
sagittale Bilder	Schnittbilder durch den menschlichen Körper von rechts nach links oder links nach rechts („Profilsicht")
saltare (lat.)	springen
saltatorisch	springend (hier: von Schnürring zu Schnürring springend)
schematisieren	in eine Übersicht bringen

Segment	hier: bezieht sich auf Abschnitte des Rückenmarkes
Sekret	Stoff, der von einer Drüse produziert und abgesondert wird, um im Organismus biochemische Aufgaben zu übernehmen
sensibel	die Aufnahme von Reizen betreffend
Sensibilität	Fähigkeit des Nervensystems, Reize aufzunehmen
sensorisch	die Aufnahme von Sinnesempfindungen betreffend; der Empfindung dienend
sensus (lat.)	Wahrnehmung; Empfindung, Gefühl; Verstand
sinistra (lat., weiblich)	linke (im Gegensatz zu rechte: dextra)
sinus (lat.)	Bucht, Vertiefung, Höhle
skeleton (gr.)	Gerippe; Skelett (eigtl. ausgetrockneter Körper, Mumie)
Skelett	auch: Skelet = Gerippe
socius (lat.)	der Gefährte, Bundesgenosse, Teilnehmer, Teilhaber
soma (gr.)	der Körper
Spastik	krampfartig erhöhter Muskeltonus (der zur Geschwindigkeit der passiven Muskeldehnung zunimmt oder plötzlich abbricht)
spastisch	einen krampfartig erhöhten Muskeltonus bezeichnend

spin (engl.)	Drehung (von: to spin = sich drehen)
to spin (engl.)	sich drehen
spina (lat.)	Rückgrat
spinales Segment	gesamtes Körperareal, das ein einzelner Spinalnerv mit seinen Nervenästen versorgt
Spinalnerv	Nerv, der aus dem Rückenmark austritt und ein spinales Segment versorgt
staticus (lat.)	bewegungslos, statisch
Stenose	hier: Gefäßkaliberengstellung
striatus (lat.)	gestreift
stringere (ppp. striatus)(lat.)	abstreifen (ppp. gestreift)
subarachnoidal	unter der Arachnoidea gelegen
Subarachnoidalraum	Raum, der „unter" der Arachnoidea gelegen ist
Subjektivität	von persönlichen Gefühlen bestimmtes Wesen einer Sache
sulcus (lat.)	Furche, kleiner Graben; hier: Furche zwischen den Gehirnwindungen
sulcus centralis	„Zentralfurche"
sympatheia (gr.)	Mitleiden, Mitgefühl
Sympathikotonus	Erregungszustand des Sympathikus (s. dort)
Sympathikus	Grenzstrang des sympathischen Teils des autonomen Nervensystems (der insbesondere die Eingeweide versorgt)

sympathisch	zum vegetativen Nervensystem gehörend (medizinische Bedeutung), zum Sympathikus gehörend
syn - (gr.; meist Vorsilbe)	mit
Synapse	Verbindungsstelle zwischen zwei Neuronen
Synergismus	zusammenwirkende, sich gegenseitig fördernde Wirkungsweisen
synhapsis (gr.)	verknüpfen
Synonym	bedeutungsgleiches Wort
synonym verwenden	ein Wort bedeutungsgleich verwenden
synonymon (gr.)	bedeutungsgleiches Wort
System	Prinzip, nach dem etwas gegliedert und geordnet wird

T

Telencephalon	Großhirn
temporal	temporal (zur Schläfe gehörig)
tempus, temporis (lat.)	Schläfe; Lebenszeit
thalamos (gr.)	Schlafgemach, Kammer; (in Zusammensetzungen: thalamo -)
Thalamus	Hauptteil des Zwischenhirns
Thermorezeptor	Rezeptor, der auf Temperatur anspricht
Tiefensensibilität	Sensibilität, die bestimmte Sinnesmodalitäten betrifft: z. B.

	Gelenkstellungen und Muskeldehnungen
tokos (gr.)	das Gebären
Tomographie	Schnittbildverfahren
	(eigentlich „Schnittschreiben")
tomos (gr.)	Schnitt, Abschnitt
Tonus	Spannungszustand (z. B. eines Muskels = Muskeltonus)
tractus (lat.)	Zug, Strang; hier: Nervenleitbahn
Tractus spinothalamicus	Vorderseitenstrangbahn
Tractus vestibulospinalis lateralis	Leitungsbahnen für die Efferenzen aus den Vestibulariskernen zu den Streckern des Stammes
Transformation	Umwandlung
trigeminus (lat.)	Drilling
trochlea (lat.)	Winde, Rolle
trochlearis (lat.)	die Winde, Rolle betreffend

U

Urogenitalsystem	Gesamtheit der Organe, die für die Harnabsonderung und die Fortpflanzung zuständig sind
uter (lat.)	Schlauch
utriculus (lat.)	kleiner Schlauch

V

Vagotonus	= Parasympathikotonus (s. dort)
vagus (lat.)	umherschweifend
vas (lat.)	Wortbildungselement als Vorwort mit der Bedeutung „Gefäß": z.B.: Vasopressin, Vasographie
Vasopressin	Hormon mit blutdrucksteigernder Wirkung (siehe auch: „vas" und „premere")
vegetare (lat.)	wachsen, eigtl. „wie eine Pflanze (ohne Seelenäußerung) dahinleben"
vegetativ	dem Willen nicht unterliegend (von Nerven; aus dem Lat. von vegetare)
Vegetativum	= autonomes Nervensystem, das aus Sympathikus, Parasympathikus und intramuralem System besteht
Vene	Blutleiter, der sauerstoffarmes Blut führt
ventral	vorne (Gegensatz: dorsal = hinten)
ventriculus (lat.)	Kammer, kleiner Magen hiervon: Ventrikel
Ventrikel	Kammer
vertebra (lat.)	Wirbel
vertebralis (lat.)	zum Wirbel gehörig, eingedeutscht: vertebral
Vestibularapparat	Gleichgewichtsorgan
vestibularis (lat.)	zum Vorhof gehörend
vestibulocochlearis (lat.)	Vorhof und Schnecke betreffend
vestibulum (lat.)	Vorhof, Eingang

via (lat.)	über, (auf dem Wege) über ...
virtuell (lat.)	nicht echt, nicht in Wirklichkeit, aber echt erscheinend
viscera (lat.)	Eingeweide
viszeral	die Eingeweide betreffend
VNS (Akr.)	Vegetatives Nervensystem
Volt	physikalische Einheit, in der die elektrische Spannung bzw. hier die elektrischen Spannungsunterschiede eingegeben werden
volume rendering	Rechenmethode zur Oberflächendarstellung

W

whole body imaging (eng.)	bildliche Darstellung des gesamten Körpers (z. B. mittels MRT)

X

Y

Z

Zelle	kleinste Einheit eines Organismus
Zentral	im Zentrum liegend; hier: in Gehirn oder Rückenmark liegend
Zentrum	Mittelpunkt; eigtl. « ruhender Zirkelschenkel » zu kentein (gr.): « (ein)stechen »
Zerebrum	siehe cerebrum; hier: Großhirn
ZNS (Akr.)	Zentrales Nervensystem
zyto - (gr.)	Zell -; eigentl. von kytos = Höhlung, Bauch, Gefäß
Zytoplasma (gr.)	der Zellteil ohne Zellkern, der von der Zellmembran umgeben wird

Eine kleine Bitte am Schluss:

Trotz größter Sorgfalt können sich leicht inhaltliche, aber auch formale Fehler einschleichen. Deshalb würde ich mich sehr darüber freuen, wenn mir dies vom jeweiligen Leser und Lerner mitgeteilt würde (z. B. feedback bitte über die e-mail-Adresse: dr.g.walter@t-online.de). Einige Sachverhalte wurden aus didaktischen Gründen vereinfacht: hier bitte ich den Kundigen um Verständnis und Nachsicht. Für Anregungen jedweder Art bin ich sehr dankbar.

Kontakte können natürlich auch über die zugehörige Internet-Adresse http://www.nervensystem.org erfolgen.

Wenn das Büchelchen Gefallen gefunden hat, kann jederzeit bei books on demand (www.bod.de) über folgende ISBN nachbestellt werden:

ISBN   978-3-8482-0642-1

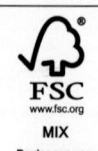